U0746089

国家出版基金项目
NATIONAL PUBLICATION FOUNDATION

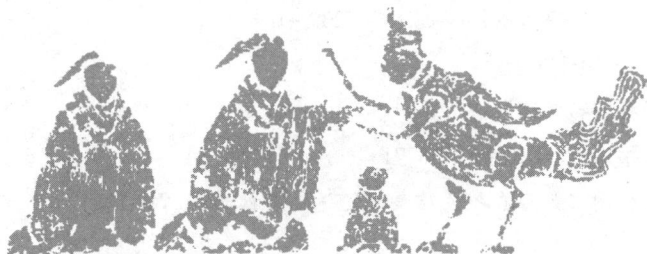

「十三五」国家重点图书出版规划项目

中医古籍名家点评丛书

总主编◎吴少祯

圣济经

宋·赵佶◎原著

宋·吴禔◎注

田永衍◎点评

田永衍 梅耀文 谢朋磊◎整理

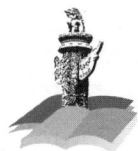

中国健康传媒集团

中国医药科技出版社

图书在版编目（CIP）数据

圣济经／田永衍点评. -- 北京 ：中国医药科技出
版社，2025.4. --（中医古籍名家点评丛书）. -- ISBN
978 - 7 - 5214 - 5239 - 6

Ⅰ. R22

中国国家版本馆 CIP 数据核字第 2025WN8770 号

美术编辑　陈君杞

版式设计　麦和文化

出版　**中国健康传媒集团**｜中国医药科技出版社

地址　北京市海淀区文慧园北路甲 22 号

邮编　100082

电话　发行：010 - 62227427　邮购：010 - 62236938

网址　www. cmstp. com

规格　710 × 1000mm $^1/_{16}$

印张　12 $^1/_4$

字数　198 千字

版次　2025 年 4 月第 1 版

印次　2025 年 4 月第 1 次印刷

印刷　大厂回族自治县彩虹印刷有限公司

经销　全国各地新华书店

书号　ISBN 978 - 7 - 5214 - 5239 - 6

定价　**45. 00 元**

获取新书信息、投稿、
为图书纠错，请扫码
联系我们。

版权所有　盗版必究

举报电话：010 - 62228771

本社图书如存在印装质量问题请与本社联系调换

目录 | Contents

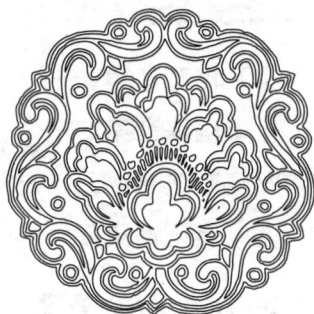

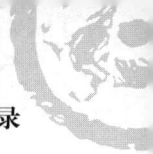

全书点评 | ◉

政和年间，宋徽宗赵佶在组织编撰《圣济总录》时，为阐发《黄帝内经》（主要是《素问》）理论，亲自撰写了十卷四十二章《圣济经》。本书北宋末传播甚广，靖康之难后流传渐少，南宋与金元时期，医书与史志、私家藏书目录中间有提及。明清时，医书与各种书目对《圣济经》的记载较多。《圣济经》以道家思想为主线，整合总结之前诸多前贤名家医学理论，对《黄帝内经》理论体系进行归纳，并进一步阐释发挥，论述了养生之道、孕育之法、诊治之要、方药之理等内容，可视为宋代《黄帝内经》的简明教科书式读本。

一、成书与流传

中国历史上，北宋是最重视医药的王朝。从宋太宗下诏编撰《太平圣惠方》，到宋仁宗下诏成立校正医书局，系统校勘宋以前十余部医学典籍，再到宋徽宗下诏编撰《圣济总录》，同时亲自撰书《圣济经》，此前和其后历史再无如此盛况。

《圣济总录·序》曰："万机之余，著书四十二章，发明《内经》之妙，曰《圣济经》。其意精微，其旨迈远，其所言在理，所以探天下之至赜。亦诏天下以方术来上，并御府所藏，颁之为补遗一卷，治法一卷；卷凡二百，方几二万……曰《政和圣济总录》。"《圣济经·序》曰："使上士闻之，意契而道存，中士考之，自华而撷实。可以养生，可以立命，可以跻一世之民于仁寿之域，用广黄帝氏之传，岂不美哉！"政和年间，深谙道学、喜好养生的宋徽宗，在繁忙的事务之余，为弘道、养生与保全民生，组织编撰《圣济总录》，同时亲自撰书《圣济经》。《圣济总录·序》曰："经之所言者道也，医得之而穷神；《总录》之所载者具也，医用之而已病。"宋徽宗认为，《圣济经》与《圣济总录》是道与术的关系，道无术不行，术无道不久。

《圣济经》在北宋末广泛传播且影响巨大。政和八年（1118）五月十一日，宋徽宗下诏颁布《圣济经》至天下学校进行讲习，后又将其内容作为官办学校考试的命题来源。清抄本《宋徽宗圣济经·跋》曰："政和八年五月十一日，诏颁之天下学校。"陆刻本《宋徽宗圣济经·刻圣济经叙》曰："政和八年五月十一日颁天下学宫，后允臣之请，敕内外学校课试命题。"《宋史·志一百十·选举三》曰："徽宗崇尚老氏之学，知兖州王纯乞于《御注道德经》注中出论题，范致虚亦乞用《圣济经》出题。"

靖康之难后，《圣济经》流传渐少，但南宋与金元医书、文人藏书目录及史志中亦有提及。医书如南宋刘昉《幼幼新书·论初受气第十》曰："《圣济经·原化篇》孕元立本章曰：有泰初，有泰始。浑沦一判，既见气矣，故曰泰初；既立形矣，故曰泰始。"元《汤液本草卷之五·山茱萸》曰："《圣济经》云：滑则气脱，涩剂所以收之，山茱萸之涩以收其滑。"文人私家藏书目录如南宋《郡斋读书志》曰："《圣济经》十卷，徽宗皇帝御制。"南宋《直斋书录解题》曰："《圣济经》十卷，政和御制。辟雍学生昭武吴褆注。"史志如元代脱脱编撰的《宋史·志一百六十·艺文六》载："宋徽宗《圣济经》十卷。"

明清时，各种医书与书目对《圣济经》的记载较多。医书如《普济方·养胎胎教》曰："气质生成章云：具天地之性，集万物之灵，阴阳平均，气形圆备，咸其自尔。"《本草纲目·果部》云："凡橘皮，入和中理胃药则留白，入下气消痰药则去白，其说出于《圣济经》。"《证治准绳·乳令儿病》载："《圣济经》论：乳者夏不欲热，热致吐逆；冬不欲寒，寒则致下痢"等。书目如《文渊阁书目》《内阁藏书目录》《爱日精庐藏书志》《观古堂藏书目》等均载有《圣济经》书名。

目前可见《圣济经》版本均为明清时期版本，包括明代施沛《灵兰集丛书》收录本、清代手抄本《圣济经解义》及另一无年代标记的清抄本、清光绪年间陆心源《十万卷楼丛书》本等。明代施沛本是目前发现最早的版本，藏于日本国立公文书馆，国内基本不传。清光绪十三年陆心源本目前流传最广，现藏于天津中医药大学图书馆和重庆市图书馆。

二、学术思想

作为宋代《黄帝内经》的简明教科书式读本，《圣济经》对《黄帝内经》理论体系进行了初步的提炼总结，包括了养生之道、孕育之法、诊治之要、方药之理等内容。

1. 养生之道

《圣济经》关于养生之道的论述主要集中在"体真篇""食颐篇""卫生篇"三篇。《圣济经》认为人生于天地之间，天地自然变化对人生命与健康具有重要影响，故养生当顺应自然而养。强调养神、保精、食养是养生的几大关键。养神要懂得顺应四时之序、随寒暑变化以调摄，同时"抟精神，服天气"，即内心静专，静以养神；保精重在节用，"专以啬之可也"；饮食亦要懂得据四时温热凉寒以调节，同时要食饮有节，注意五味调和。总的来看，《圣济经》关于养生之道的内容是对《黄帝内经》相关理论的进一步强调与发挥，没有超越《黄帝内经》的认知。

2. 孕育之法

《圣济经》关于孕育之法的论述主要集中在"原化篇""慈幼篇"两篇。在"孕"的问题上，《圣济经》认为怀孕是一个自然而然的过程，不可强求。并在当时的认知框架下回答了怀胎为什么是十月，人的禀赋为什么各不相同，生男生女是由什么决定，胎儿在母体内的发育次序是怎样的等疑问。提出怀孕之后要注意养胎，要用真、善、美的事物对胎儿加以陶冶，进行胎教。在"育"的问题上，《圣济经》提出了婴儿保护养育的措施，婴儿哺乳与襁褓护持的注意事项，婴幼儿疾病的原因与治疗原则等。《圣济经》关于孕育之法的内容是对《黄帝内经》之后与宋徽宗之前诸多前贤名家相关理论的总结，对宋以后中医儿科理论的发展具有一定影响。

3. 诊治之要

《圣济经》关于诊治之要的论述主要集中在"达道篇""守机篇""正纪篇"三篇。诊法部分，《圣济经》提出了以洞察天道地理的变化为根本，再辅以察人体生理之常、精神心理之变的诊法基本原则。进而分别论述了色诊、脉诊、经络诊等内容。治则部分，分别讨论了"据时而治"的问题、"守神"的问题、"治本"的问题、"治未病"的问题等。同时简明扼要地论述了五运六气理论，阐释了天地运气变化如何影响人体健康与疾病，如何通过谷药之气味来纠正太过或不及的运气对人体的不利影响等。《圣济经》关于诊治之要的内容是对《黄帝内经》相关理论的精炼，为后世研究《黄帝内经》诊治理论提供了重要参考。

4. 方药之理

《圣济经》关于方药之理的论述主要集中在"药理篇""审剂篇"两篇。药理部分，《圣济经》重点强调了名物训诂和"法象"思想对理解医药之理的重要性，但同时也告诫要懂得权变，不可胶柱鼓瑟、刻舟求剑；方理部分，《圣济经》重点强调了"表里异治"理论和"调理气机"理论，认为病在内宜汤醴丸散丹内服，病在外宜膏熨蒸浴粉外治。要善于根据"气"升降出入的异常及有余不足，选择使用适宜病情的治法。《圣济经》关于方药之理的内容在《黄帝内经》相关理论的基础上有进一步的发展，其"药理法象"和治疗重在"调理气机"的思想对后世金元四大家学术思想产生了重要影响。

三、学习要点

1. 理解篇章的题目涵义

《圣济经》十卷（篇）四十二章的篇章题目，高度概括了各个篇章的主旨大义，准确理解各个篇章题目的涵义，对学习《圣济经》至关重要。

篇题如第一篇"体真篇""体真"即体察养生的真谛，本篇主要论述了养生的基本原则。又如第五篇"正纪篇""正纪"即考定纲纪，本篇主要论述了天地之纲纪——五运六气理论。章题如第七篇"守机篇"的通用时数章、知极守一章、推原宗本章、治先未形章等四章。"通用时数"意为治疗时要遵循普适或基本的时数原则；"知极守一"意为治疗时既要全面了解人的形气变化，又要守神而治；"推原宗本"意为治疗时要探究疾病病因，把握核心病机；"治先未形"意为治疗时要善于治未病等。

2. 了解篇章的内在逻辑

《圣济经》十篇内容前后具有一定的逻辑关系，每一篇的各章之间也有内在的逻辑，了解这些逻辑，有助于从整体上认知《圣济经》的理论体系。

第一篇"体真篇"可以看作是全书的总纲，总论养生的基本原则。第二篇"原化篇"从人之胎元时期讲起，论述了养胎、胎教等问题。第三篇"慈幼篇"紧接第二篇，论述婴幼儿的抚育问题。第四至八篇论述了诊治疾病一些的原则问题，包括察色按脉等诊法原则、运气理论（天地变化对人的影响）、食养、治则治法、养神等（食养与养神虽属于养生范畴，但在治疗中亦具有重要意义）。第九、十篇论述了方药治疗中的具体问题，包括药物之理、方药配伍与使用问题等。

各章之间的内在逻辑如第二篇"原化篇"，包括了孕元立本章、凝形殊禀章、气质生成章、藏真赋序章、扶真翼正章、和调滋育章六章。孕元立本章论孕育怀胎要顺其自然，凝形殊禀章论为什么怀胎是十月及生男生女是由什么决定的，气质生成章论养胎的方法，藏真赋序章论胚胎在母体内的发育次序，扶真翼正章论胎教问题，和调滋育章论如何通过饮食与药物的调和以滋育胎儿。各章从不同角度阐释了生命之原——胚胎的变化及怀孕过程中需要注意的事项，六章内容共同构成了《圣济经》完整的胎孕理论。

3. 把握贯穿的学术思想

《圣济经》中有几点一以贯之的学术思想，把握这些学术思想，有助于深入理解《圣济经》相关理论。

（1）顺应自然

顺应自然是《圣济经》基本的学术思想之一，贯穿在孕育、养神、食养、治疗等诸多理论之中，这与作者宋徽宗思想中道家色彩浓厚有关。

《原化篇·孕元立本章》认为孕育是一个自然而然的过程，其根本在于顺乎天地自然之道。违逆自然之道，或借助于药物等外物而强求之，即或怀孕，亦可能导致胎儿的异常，或影响子嗣的寿数，其曰："昧者……乃欲拂自然之理，谬为求息之术……以人助天。虽或有子，孕而不育，育而不寿者众矣。"《体真篇·颐神协序章》之章题涵义即为顺应四时变化以养神，其曰："东西南北之异方，高平下湿之异地，风俗气候虽则不同，至于随时调适颐神，卫生之道则一也。"并引用《素问·四气调神大论》之经论来说明如何顺四时而养神。《食颐篇》第一章章题即为"因时调节"，该章论述了如何根据四时温热凉寒以调节饮食，食用有益于五脏的谷畜果菜以养生防病。《体真篇·通术循理章》曰："良工治疾，亦有自然之宜。"其认为医术高超医生治疗疾病也是顺应自然之理而治，故能取得较好的疗效。

（2）强调治神

《体真篇·精神内守章》曰："精神生于道者也，阴阳造化之机在是矣。"其认为"神"是"阴阳造化之机"，故治神不仅是养生的重要手段，还是治疗的关键举措。其多个篇章都强调了治神的重要性，如"体真篇"之"精神内守章"与"颐神协序章"，"守机篇"之"知极守一章"，"卫生篇"之"神宫通理章"与"存神驭气章"等。

治神包括了养神与守神。首先，养神是养生的重要手段。《体真篇·颐神协序章》曰："神与生相保，则形神俱久矣。"《卫生篇·存神驭气章》曰："以神为车，以气为马，神气相合，乃可长生。"而养神重在"静以养之""唯静专，然后可以内守"（《体真篇·精神内守章》）。其次，守神是治疗的关键举措。《守机篇·知极守一章》主要论述了治疗中的"守神"问题，其曰："针石之道，非神不使，药饵气味，非神不应"，故"治病有五……盖明治神为先也"。

（3）重视胃气

《守机篇·通用时数章》据脏气法时理论，认为"水生于一，肾得之为六。火生于二，心得之为七。木生于三，肝得之为八。金生于四，肺得之为九。五者土数也……虽有金、木、水、火之气，必得土数以成之，然后尽生成之终始"，故胃气或脾胃之气，在《圣济经》中又被称为"天五"。《守机篇·通用时数章》曰："天一在脏，守元气以立始也；天五在腑，围冲气以成终也。"《圣济经》认为胃气为人体冲和之气，《食颐篇·因时调节章》提到"胃围天五，冲气属焉"，亦即正气。胃气是养生、诊病与治疗的根本，《卫生篇·荣卫行流章》曰："胃为水谷之海，四海在人，要以胃为本。"

胃气是养生的根本，所以《圣济经》不仅在第一篇设"饮和食德章"论述食养，之后又设"食颐篇"专篇强调胃气与食养的重要性。诊病中，人有胃气则生，无胃气则死。如《达道篇·持脉虚静章》认为四时平脉，"悉以胃气为本"，《达道篇·察色精微章》曰："审病者又加以脾真为本。盖脾真之黄，是谓天五之气。五色五明，病虽持久而面黄必生。"治疗中，《食颐篇·固本全冲章》曰："明胃气为本，不以人胜天""必以谷气为先"，保全人体冲和之气，则疾病有向愈治本。

1. 底本与校本选择

目前可见《宋徽宗圣济经》版本包括明代施沛《灵兰集丛书》收录本、清代手抄本《圣济经解义》、另一无年代标记的清抄本及清光绪年间陆心源《十万卷楼丛书》本。本次整理以目前所见最早版本——日本国立公文书馆藏明代施沛《灵兰集丛书》收录本为底本，陆心源《十万卷楼丛书》本（以下简称"陆本"）为主校本，并参考另外两个清代手抄本。

2. 文字与标点

按现代语言规范，以新式标点断句，改竖排为横排，改繁体字为简化字。若繁改简后影响文意者，则保留原字并加校注。

吴褆注用小字仿宋排版。

3. 校勘与注释

只校释《宋徽宗圣济经》原文，吴褆注加以标点照录，不加注释。吴注中有明显文本错误者参考校本径改，不出校语。

本书化用《周礼》《庄子》《素问》等先秦汉典籍之处较多，凡有关内容均参考相关典籍进行校勘与注释。

底本个别脱失文字，据校本补出。在底本文字明显错误的情况下，据校本校改。

对全书疑难字词作简明注解，一般不用书证，个别确需用书证者，尽可能简单。

校勘与注释采用页下注方式混合编排。

4. 关于附录

附录所收跋出自清抄本《圣济经解义》，叙出自陆本，非底本所有，但其中记载了关于《圣济经》流传的重要信息，故作为附录补入本书。

5. 工作分工

田永衍负责全书点评及第一至五篇校注，梅耀文负责第六至十篇校注，谢朋磊负责吴褆注与底本图影的进一步核对。

宋徽宗御制圣济经序 ◉

　　一阴一阳之谓道，偏阴偏阳之谓疾。不明乎道，未有能已人之疾者。阴阳相照、相盖、相治①，四时相代、相生、相杀，五行更王、更废、更相②。人生其间，繇③于阴阳，复于四时④，制于五行。平则为福，有余则为祸，淫则为疾。惟非数之所能摄⑤，而独立于万形⑥之上；非物之所能制，而周行于万有之内。为能以道御时，以神用数，形全精复，与天为一。

　　昔者黄帝氏，盖体神而明乎道者也。问道于广成，见大块⑦于具茨，而自亲事于法宫之中，垂衣裳、作书契、造甲子、定律历，所以成天下之亹亹⑧者。虽若风后、力牧、常先、大鸿，奉令承教之不暇，而不可跂及⑨。然且叹世德之下衰，悯斯民之散朴⑩。上悖日月

---

　　① 阴阳相照、相盖、相治：阴阳即昼夜，阴阳相照、相盖、相治，即昼夜相对、相互更替且有序更替。《庄子·则阳》："阴阳相照、相盖、相治，四时相代、相生、相杀。"
　　② 四时相代、相生、相杀，五行更王、更废、更相：指四时五行的依次有序轮回。
　　③ 繇：通"由"。
　　④ 复于四时：即四时的往复。
　　⑤ 惟非数之所能摄：数，即数术；摄，代也。意为道的运行不是数术所能代替的。
　　⑥ 万形：即万物，与下文"万有"义同。
　　⑦ 块："块"当作"隗"。《庄子·徐无鬼》："黄帝将见大隗乎具茨之山。"大隗，古代神名。
　　⑧ 亹(wěi)亹：不绝貌。
　　⑨ 跂及：犹企及。
　　⑩ 散朴：失去质朴。

之明，下铄山川之精，中堕四时之施。至于逐妄耗真，曾不终其天年而中道以夭。乃询岐伯，作为《内经》，通神明之德，类万物之情。其言与典坟相为表里，而世莫得其传。至号为医者，流此与谓《易》为卜筮者①何异？朕甚悼之！

自继述以来兢兢业业，夙夜不敢康。万机之余，绅绎②访问，务法上古。探天人之赜③，原性命之理，明荣卫之清浊，究七八之盛衰，辨逆顺、鉴盈虚，为书十篇，凡四十二章，名之曰《圣济经》。使上士闻之，意契而道存；中士考之，自华而撅实。可以养生，可以立命，可以跻一世之民于仁寿之域用，广黄帝氏之传，岂不美哉！

呜呼！阴淫寒疾，阳淫热疾，风淫末疾，雨淫腹疾。阴阳之寇，外伤其形，有如此者。意伤于忧悲而支④废，魂伤于悲哀而筋挛，魄伤于喜乐而皮槁，志伤于恚怒而不能俯仰。情伪之感，内伤其真⑤，有如此者。积亏成损，积损成衰。患固多藏于细微而发于人之所忽，益止于畎浍，而损在于尾闾⑥，戒之慎之！疾成而后药，神医不可为也。若乃推行道术，辅正而去邪，立学建官，群⑦多士而教养。廪无告⑧、救病苦而墐⑨其亡殁。则布之政令，载在有司，此不复叙。

宋徽宗御制。

---

① 谓《易》为卜筮者：把《易经》看作卜筮之书。
② 绅绎：引出端绪，寻究事物的原因。
③ 赜：奥妙。
④ 支："肢"的古字。
⑤ 真：即正气。
⑥ 益止于畎浍，而损在于尾闾："畎浍"指小溪，"尾闾"指海水倾泄之所。指益少而损多。嵇康《养生论》："或益之以畎浍，而泄之以尾闾。"
⑦ 群：聚集。
⑧ 廪无告：廪，供养。意即供养无人供养者。
⑨ 墐(jìn)：掩埋。

卷之一·体真篇

【点评】"体"即体察，"真"即养生的真谛。本篇可以看作是《圣济经》的总纲，主要论述了养生的原则。内容包含阴阳适平章、精神内守章、气形充符章、饮和食德章、颐神协序章、通术循理章等。分别论述了天地阴阳变化对人的影响，精、神、形、气之间的关系，提出养生的根本在于精神静专内守，顺应四时以养神，和调五味以养形，治疗的最高境界在于顺乎自然之理而治等。其基本理论源自《内经》，但在以道家思想阐释《内经》理论的道路上，较王冰更进一步。尤其是其"通术循理章"批判了热病只知汗下，痛肿只知砭石等简单的对抗性治疗思路，倡导"达自然之理，以合自然之宜"的治疗思想，在今天仍有重要的启示意义。

天地之所以造物，与物之所以受命者，有至真存焉，致精即诚，而天下之纯粹在是矣。

阴阳适平章第一

【点评】适平，即常平。无论天地之阴阳，还是人身之阴阳，均须常平，失常则为害。本章认为生命源于天地阴阳二气的交通与变化，长生的根本在于人身阴阳二气变化的常平，调适人体阴阳二气的方法包括"饮食有节，起居有常，丰其源而啬出，复其本而固存""吸新吐故以炼脏，专意积精以适神"等。在《内经》相关理论基础上，本章突出强调了"保精"与"呼吸吐纳"在养生中的作用。

天地设位，妙功用于乾坤；日月著明，托精神①于离坎。一降一升，相推而成寒暑，一显一晦，相荡而成昼夜。

天位乎上，地位乎下，天地之设位也。天地设位特其体尔，其功用则妙诸乾坤。日显乎昼，月显乎夜，日月之著明也。日月著明，特其象尔，其精神则托诸离坎。乾，阳物也。坤，阴物也。乾坤合德，而天地之功用在焉。离，南方之卦，神之舍也。坎，北方之卦，精之府也。离坎致用，而日月之精神在焉。天降地升，二气相推而成寒暑；日显月晦，往来相荡而成昼夜。寒暑昼夜之不穷，则以天地日月机缄之不已也。

性有燥湿，材有刚柔，形有强弱，数有奇偶。肃肃出乎天，赫赫发乎地，两者交通，变化以兆②。浮游于太虚之中，孰能循其橐籥③乎。

乾坤致用，离坎推迁，则阴阳二气，周布于宇宙之内。炎者燥，润者湿，是其性也。健者刚，顺者柔，是其材也。左右之强弱，是其形也。一二之奇偶，是其数也。肃肃之阴出乎天，赫赫之阳发乎地。两者交通，合为太和。相因而为氤，相显而为氲，以此施生化之功，此变化之所以兆也。变化既兆，则自有形以至于无形，自有心以至于

---

① 精神：意为日月之精神。陆本《宋徽宗圣济经》作"阴阳"，亦通。
② 兆：兆始。此言天地阴阳二气交通，万物便以此兆始。
③ 橐籥：亦作"橐爚"，古代冶炼时用以鼓风吹火的装置。此处意动力。

无心，莫不由此矣。则浮游于太虚之中，又孰能遁其气之橐籥乎。

得于所性而周遍咸若，人为备焉。是故或上或下，俯仰得之。或惨①或舒，喜怒得之。或往或来，屈伸得之。或启或闭，呼吸得之。以至一动静、一方圆②，五脏六腑，赅而存焉。脉有尺寸，上下以别。气有吹嘘，清浊以分。或养形以全生，或受中以立命。左右纵横，取足于身③。未有偏胜独隆而底④于安平者也。

物咸橐籥于天地而人独得其正，得于所性而无不备焉故也。或上或下，天地之位也，而人之俯仰得之。或惨或舒，阴阳之情也，而人之喜怒得之。或往或来，日月之运也，而人之屈伸得之。或启或闭，四时之变也，而人之呼吸得之。以至一动一静之用，一方一圆之体，而人之五脏六腑，赅而存焉。脉有寸尺，三部之两端也，主一身以别上下。气有吹嘘，六气之属肝肾也，有寒温以分清浊。形全则神全，故养形足以全生。得中则制命，故受中足以立命。左右手足，以考阴阳强弱之宜，纵横运掌，以得天地错综之数。盖不离一身之间，而天地阴阳、日月、四时之理咸寓。不有过而有余，不有不及而不足。殆将抱中和之理，适中和之气，无偏胜独隆，而底于安平者也。

觉此而冥⑤焉者，合阴阳于一德。知此而辨焉者，分阴阳于两仪。饮食有节，起居有常，丰其源而啬⑥出，复其本而固存。吸新吐故以炼脏，专意积精以适神。消息盈虚，辅其自然，保其委和⑦，合

---

① 惨：忧愁。
② 一动静、一方圆：动静，即行与止；方圆，即形体。
③ 取足于身：内观以体察事物。《列子·仲尼》："外游者，求备于物；内观者，取足于身。"
④ 底：通"抵"，达到。
⑤ 冥：精妙，深奥。
⑥ 啬：俭省节用。
⑦ 委和：自然赋予之和气。

彼大和，岂弊弊①然以人助天哉。

　　觉此而冥焉者，以道心观也，故合阴阳于一德。知此而辨焉者，以人心观也，故分阴阳于两仪。二者虽异，未尝独隆，知二气之不可以阙一也。无过以贻五官之伤，无多以致血气之走，此饮食之有节也。发陈蕃秀之时，夜卧早起。容平之时，与鸡俱兴。闭藏之时，早卧晚起。此起居之有常也。丰其源而啬出者，葆精也。复其本而固存者，守一也。吸新吐故以炼脏者，调气也。专意积精以适神者，驭神也。消息盈虚，因阴阳之自然，未尝生而助长。在人者，是谓委和。在天者，是谓大和。和同天人之际，而使之无间，则保其委和，合被大和，又岂弊弊然以人助天哉。以人助天，去本远矣。

　　昧者方且以阴虚阳实，欲致其实。阴乏阳饶，欲致其饶。于是自谓吾能炼阴归阳，却老而全形，寿敝天地，无有终时。殊不知独阳不生，独阴不成。

　　凡此言阴阳不可以偏养也。阳实而明，阴虚而晦，若天之日月是也。故阴虚阳实，阳道常饶，阴道常乏，若卦之九六是也，故阴乏阳饶。昧者以其阴虚阳实，方且欲致其实，则是毗阳也。以其阴乏阳饶，方且欲致其饶，则是胜阴也。而曰吾能炼阴归阳。夫炼阴归阳，是亦毗阳而胜阴也。方且究疾之不暇，必欲却老而全形，寿敝天地，无有终时，其可得哉！又安知一阴一阳之谓道，偏阴偏阳之谓疾乎？

　　风火之类，阳化气也。寒湿之类，阴化气也。阳胜则振拉摧拔，炎烈沸腾，故其动掉眩瘨②疾，炎灼妄扰。阴胜则冰雪霜雹，震惊飘

---

① 弊弊：疲惫的样子。
② 瘨：同"癫"，癫狂。

骤，故其动漂泄①沃涌②，濡积并稸③。天地之气弗得其平，犹有恣伏④之患，人而并毗⑤可乎？故曰阴不胜阳，则脉流薄疾，并乃狂；阳不胜阴，则五脏气争，九窍不通。

凡此皆言阴阳不可以偏胜也。厥阴二火，于时为阳，是为阳化气也。湿土寒水，于时为阴，是为阴化气也。属乎阳者，不可以偏胜，偏胜则当发生之纪，振拉摧拔，其动掉眩巅疾。当赫曦之纪，炎烈沸腾。其动炎灼妄扰。属乎阴者，不可以偏胜，偏胜则当流衍之纪，冰雪霜雹，其动漂泄沃涌。当敦阜之纪，震惊飘骤，其动濡积并稸。彼阴阳二气，勿得其平，其为恣伏犹且如此，又况人禀阴阳以为生，庸可偏阴偏阳，而失其和平。《生气通天论》曰：阴不胜其阳，则脉流薄疾，并乃狂。此偏乎阳也。又曰：阳不胜其阴，则五脏气争，九窍不通。此偏乎阴也。由是言之，在人之阴阳，尤不可不致其和也可知矣。庄周言：人大喜，邪毗于阳；大怒，邪毗于阴。阴阳并毗，四时不至。寒暑之和不成，其反伤人之形者，凡以此也。

昔之圣人原微针灸焫，必辨南北之方宜。论可下可汗，必明地理之高下。其审阴阳如此，则和养之术，朝夕所从事者，宜如何哉！

《异法方宜论》言：南方者，其治宜微针。故九针者，亦从南方来。北方者，其治宜灸焫。故灸焫者，亦从北方来。是以圣人原微针灸焫，必辨南北之方宜。《五常政大论》曰：地有高下，气有温凉。高者气寒，下者气热。故适寒凉者胀之，温热者疮。下之则胀已，汗之则疮已。是以论可下可汗，必明地理之高下。圣人于高下南北，其

---

① 漂泄：注泄。
② 沃涌：呕吐。
③ 稸：通"蓄"。
④ 恣伏：阴阳失调，气候失常。
⑤ 并毗：指阴阳失常。《庄子·在宥》："人大喜邪毗于阳，大怒邪毗于阴。"

审阴阳如此，则人之所以和神养生之术，可弗知阴阳适平之义哉。

精神内守章第二

【点评】精即精气，神即神机。本章认为天地之精气与神机相互为用，人之生命亦然。人生"精太用则竭，神太用则劳"，故养生重在保精与养神。保精重在节用，而养神重在静专。节用与静专均属内守之属，故曰精神内守。

天一而地二①，北辨而南交②，精神③之运已行矣。拟之于象，则水火也。画之于卦，则坎离也。两者相须，弥满六合④，物物得之，况于人乎。

阴阳肇判，精神生焉。一、二其数也，是为五数之始。南北其方也，是为五方之经。五行兆化，水火其象也。八卦相荡，坎离其用也。故天一地二，精神之数在焉。北辨南交，精神之方定焉。拟精神于五行，则水火是也。画精神于八卦，则坎离是也。方其一二相推，南北相通，水火相济，坎离相感，致其功用于六合之内。凡有形、有色、有智、有力、有消、有息者，无不得之，而况于人乎。故水寓于肾，在人为精。火寓于心，在人为神。精神既合，而人之性命于是乎在矣。

盖精神生于道者也，阴阳造化之机在是矣。然精全则神王，精耗

---

① 天一而地二：《易·系辞上》："天一，地二。"一为阳数，天为阳，故"天一"；二为阴数，地为阴，故"地二"。

② 北辨而南交：南北是以四方代四时，意为四时之气的交替变化。辨，变也。

③ 精神：天地之精气与神机。

④ 六合：上下和四方，泛指天地或宇宙。

则神衰。惟天下之至精，为能合天下之至神。故其为物也不贰①，则其生物也不测。以精集神，而神于是乎可保；以神使形，而形于是乎可践。深于道者能之。

《德经》曰：道生一，一生二。此精神所以生于道也。庄周曰：精神四远并流，无所不极。上际于天，下蟠于地，化育万物，不可为象。此阴阳造化之机，所以有在是也。神缘精而寓之，精拱神而止之。故精全则神王，精耗则神衰。以阴阳言之，则精，阴也；神，阳也。合阳者必有阴。以夫妇言之，则精，夫道也；神，妇道也。配夫者必有妇。故惟天下之至精，为能合天下之至神。不贰者，精也；不测者，神也。以天地言之，其为天地也不贰而精，则其变化阖辟，将不测而神矣。以在人言之，其为人也不贰而精，则其动作云为，亦将不测而神矣。故其为物不贰，则其生物不测。火缘薪而炽，薪尽则火亦灭。故以精集神，而神于是乎可保。神者形之主，形者神之宫。故以神使形，而形于是乎可践。凡若是者，自非明乎精神所生之道，岂能运精神如此哉。

夫何故精太用则竭？其属在肾，专以啬之可也。神太用则劳，其藏在心，静以养之可也。唯静专②，然后可以内守。

神用而不已则劳，故精太用则竭。智有所困，神有所不及，故神太用则劳。唯精不可以太用，故其属在肾，而肾以悭为事，于此专以啬之可也。唯神不可以太用，故其藏在心，而心以定而应，于此静以养之可也。唯静能有所啬，惟专能有所养，以之内守，于是为至。

---

① 不贰：不重复，指天气精气与神机化生的万物都是独一无二的。
② 静专：内心安静专一。

盖凝于太一①者，无非水也。蒸为云雨，湛②为渊泉。浚③其本而正固之，则派虽逝矣，所以在源者常存。应于次二者，无非火也。击石而光发，钻木而烟飞。传其薪而更续之，则缘虽尽矣，所以在性者不灭。自迹观之，疑若判④矣。要其功用之所归，则相逮而为既济⑤。

水火得阴阳之正，殆无往而不存。天一，阳数也，而水生焉。故凝于太一者，无非水也。地二，阴数也，而火生焉。故应于次二者，无非火也。蒸而在天为云雨，湛而在地为渊泉。求于石则击之而光发，求于木则钻之而烟飞，咸有在也。浚其本而正固之，传其薪而更续之者，人之为也。派虽逝矣，所以在源者常存，此水之自然者，不与派俱逝也。缘虽尽矣，所以在性者不灭，此火之自然者，不与缘俱尽也。天一生水，在人为精。人之葆精者，何以异于水乎。地二生火，在人为神，人之啬神者，何以异于火乎。自迹观之，疑夫水火相射，精神异用，而不相同矣。要其功用，则水火相逮，精神并流，乃所以生变化无穷也。既济之卦，水在火上，刚柔匹而位当。不独大者亨，辨者亦亨，将济万物而物无不济也。伏读《圣经·神宫通理章》曰：察水上火下，而两者交通。《荣卫行流章》曰：知道者，水火欲其相济。《存神驭气章》曰：交遘坎离，济用水火，与此所谓相逮而为既济者，其致一也。盖尝论之，天为阳，地为阴。昔人有言曰：天地相去八万四千里。四万二千里而上为阳位，四万二千里而下为阴位。肃肃出乎天，则天虽为阳，而肃肃之阴出焉。赫赫发乎地，则地虽为阴，而赫赫之阳发焉。五日谓之候，三候谓之气，六气谓之时。

① 太一：万物的本源。
② 湛：积聚。
③ 浚：疏通。
④ 判：分开。
⑤ 既济：相互为用。

冬至之后，阳发于地。一气上升七千里，至六气则上升四万二千里。而阳至阳位，故其气温，为春分之节也。又六气而阳极阳位，故其气热，为夏至之节也。夏至之后，阴出于天。一气下降七千里，至六气则下降四万二千里。而阴至阴位，故其气凉，为秋分之节也。又六气而阴极阴位，故其气寒为冬至之节也。天地之所以能长且久者，以其阳中有阴，下降极而生阳；阴中有阳，上升极而生阴。二者迭运，如环无端。是以古者修真之士于此取法焉。以人之一身，肾藏精而处下，心藏神而处上，心肾相去八寸四分，八万四千里之比也。因肾而升气，因心而降液。阳发于地，阴出于天之比也。自子以后气升自肾，至卯而及肝，春分之比也。自午以后，液降自心，至酉而及肺，秋分之比也。古之人，全其形生而不敝者，得此而能以时调之尔。盖肾之属水也，心之属火也。水不逮火，则心何以能降液。即心降液，则若阳升极而后肃肃者出焉也。火不逮水，则肾何以能升气。即肾升气，则若阴降极而后赫赫者发焉也。心降液，液中有真气。肾升气，气中有真水。是以《素问》有圣人传精神之说也。明乎此，然后知精神之所以传，诚与天地相为流通也。然则天地也，阴阳也，心肾也，气液也，无非精神之所寓。其象为水火，其卦为坎离，皆欲其相逮而已。惟能交遘济用，则天地之所以能长且久者，在此而不在彼。此圣人所以却老全形，而寿蔽天地也。

彼修真者蔽于补养①，轻饵药石。阳剂刚胜，积若燎原，为消狂痈疽之属，则天癸竭而荣涸；阴剂柔胜，积若凝冰，为洞泄寒中之属，则真火微而卫散。其或探元立本，自索于形体之中，息虑坐观，疑若有得矣。复持还精补脑②，神光缠绵，五脏之论，未免徇③于方士。

---

① 蔽于补养：为补养之说蒙蔽。
② 还精补脑：道教房中之术。
③ 徇：曲从。

养真有二，有借外而修之者，有因内而养之者。借外而修，服食补养是也。因内而养，精神内守是也。世之人知因内者少，知借外者众。方进阳剂，则其性温且热，纯刚积而阳胜，阳胜则若火之燎原焉，于是病为消渴、为癫狂、为痈疽，天癸竭而荣涸矣。方进阴剂，则其性凉且寒，纯柔积而阴胜，阴胜则若水之凝冰焉。于是病为洞泄、为寒中、为厥冷，真火微而卫散矣。间有自索于形体之内，息虑坐观，则内视者也。复持还精补脑，则交运丹田之术尔。是数者，虽若有得，然非精神内守之正也。古之方士，其有在于是乎？

殊不知至阴内景，自然清净；至阳外景，自然昭融①。诚能葆光袭明②，精之又精，神之又神。则可以相天，可以命物，其于变化云为③，可胜既④哉。

水内明而外晦，坎内阳而外阴，故能停为澄澈。是谓至阴内景，自然清静。火外明而内晦，离外阳而内阴，故能显为昭融。是谓至阳外景，自然昭融。诚能葆其光而不耀，袭其明而不发。极其精而至于天下之至精，极其神而至于天下之至神，则精神之至，上际于天，故可以相天，化育万物，故可以命物。造化在我，变化云为无有不可，夫如是岂方士之所能至哉。

气形充符章第三

【点评】符，合也。气形充符，即气与形相互合和。本章认为

---

① 昭融：光明和煦貌。
② 葆光袭明：保护其光辉，承袭其光明。葆，通"保"。
③ 云为：所为。
④ 胜既：疑作"胜记"，一一记述。

天地与人身皆有形与气，形与气之间的关系是形以载气，气以充形。气流行变化的失常必然导致人形体的失常，从而变生疾病。

气兆芒芴①，形分浑沌，物则具而冲和委②者，无非天地之机缄③橐籥也。气始而生化，散而有形，布而蕃育，终而象变。气以形载，形以气充。惟气与形，两者相待。

出芒芴之微而有气者于此兆，判浑沌之全而有形者于此分。气兆形分，而后得之以为四肢、五脏、六腑、九窍，达之父子、君臣、长幼、夫妇、朋友，无非物也。有物矣，无非则也。夫若是者，皆天地之委和也。天地之于人，岂弊弊然从事于授受之际哉。机缄之运，橐籥之应，而气形自尔立。是以气兆芒芴，形分浑沌，物则具而冲和委者，无非天地之机缄橐籥也。气始而生化，物生而从于化也。散而有形，气变而有形也。气布则散施而蕃育，气终则复本而象变。气以形载者，有形而气有所托。形以气充者，有气而形有所运。两者相待，不可以相无。

即身以观。脏真散于肝，筋膜之气藏焉。脏真通于心，血脉之气藏焉。脏真高于肺，荣卫之气行焉。脏真下于肾，骨髓之气藏焉。天气通肺，清者浮也。地气通嗌，浊者入也。雷气通心，神者运也。谷气通脾，虚者受也。肝木达而风气散，肾水泽而雨气滋。精气洒陈为荣，悍气慓疾为卫。水谷变化，荣卫以和。

风生木而其气主散，故脏真散于肝。肝主筋膜，故筋膜之气藏焉。火炎烈而其气上达，故脏真通于心。心主血脉，故血脉之气藏焉。脾属湿土而主肌肉，故脏真濡于脾，肌肉之气藏焉。肺为华盖而

① 芒芴(hū)：恍惚不可捉摸。
② 委：积聚。
③ 机缄：机关开闭，喻变化之动力。

主荣卫，故脏真高于肺，荣卫之气行焉。肾水润下而主骨髓，故脏真下于肾，而骨髓之气藏焉。轻清为天，故天气通肺，清者浮也，《素问》所谓喉主天气是已。重浊为地，故地气通嗌，浊者入也，《素问》所谓咽主地气是已。雷者神也，而藏声于渊，故雷气通心，神者运也。谷象脾之有容，故谷气通脾，虚者受也。肝木达而风气散，肾水泽而雨气滋，各缘其类焉。精气洒陈为荣者，言水谷之精气，洒陈于六腑而入于脉也。悍气慓疾，而循于皮肤分肉之间也。水谷入胃而散于荣卫者如此，故水谷变化，荣卫以和。

一呼三寸，与阳俱出。一吸三寸，与阴俱入。阴阳升降，呼吸以时。气里形表，相为内外。充实无馁^①，环周不休，归于权衡，而平正得矣。

一呼三寸，与阳俱出。一吸三寸，与阴俱入。阴阳升降，呼吸以时者，一呼脉再动而行三寸，一吸脉亦再动而行三寸。呼吸定息，脉行六寸。阴阳一升一降，而人之呼吸以时者，所谓平人也。气里形表，相为内外者，气为里，形为表，一内一外，未尝相离也。充实无馁，环周不休者，气之于形，无所亏欠。而经脉一周于身，则十六丈有二尺。呼吸脉各三寸，二百七十定息，气可环周矣。以五十环周，万三千五百定息，而气行八百一十丈。如是则应天之常度，无太过不及。此所以环周不休，归于权衡，而平正得矣。

其或食息^②弗调，动过生疾。于是念虑则气结，作劳则气耗。味过于酸，脾气乃绝，则以饮食不节，五味相克也。心虚梦火，肾虚梦溺，则以脏气既亏，梦觉相符也。气体在我，曾不知保，阴阳之沴^③，其能逃乎。

---

① 馁：不足。
② 食息：饮食作息。
③ 沴：灾害。

　　食与息之弗调，则气失其平，故动与过皆能生疾。于是念虑则心有所存，神有所归，正气留而不行，故气结。作劳则喘息汗出，外内皆越，故气耗。味过于酸，脾气乃绝，木胜土矣。此则饮食不节，五味相克也。心虚梦火，火气亏也。肾虚梦溺，水气亏也。此则脏气既亏，觉梦相符也。气固充，体固强，气体在我而不知保，其能逃阴阳之渗乎。

　　乃有寒疾、热疾、末疾、腹疾、惑疾、心疾，因于天气而得之者①。为痈疡、为挛痹、为痿厥、为脏寒、为内疾，因于地气而得之者②。或在头，或在脏，或在肩背，或在四肢，因于四时而得之者③。以至结为积聚，逆为厥狂。宜通而塞则为痛，宜消而息则为痟④。若婴⑤之为瘿，若留之为瘤。然后祝由以移变之，针石以补泻之，汤液以涤除之。岂识夫阴阳升降，气流形和，止疾于未萌者，固自有道也。

　　结为积聚，气不舒也。逆为厥狂，气不降也。宜通而塞则为痛，气不达也。宜消而息则为痟，气不散也。婴之为瘿，留之为瘤，亦气之凝尔。然后祝由以移变其精气，针石以补泻其虚实，汤液以涤除其壅闭，此皆治已病而非治未病。若是则岂识夫阴阳升降，气流形和，止疾于未萌者，固自有道也。夫阴阳升降，则相济而不相胜，气于是流而不息。气流而不息，则形和而不乖矣。以此而止疾于未萌，是谓知是道。

---

　　①　因于天气而得之者：指阴、阳、风、雨、晦、明等天之六气致病，见于《左传·昭公元年》。

　　②　因于地气而得之者：指东南西北中，五方生疾各异，因于地气而异，见于《素问·异法方宜论》。

　　③　因于四时而得之者：指四时生疾各异，因于四时之气有异而得之，见于《素问·金匮真言论》。

　　④　痟（xiāo）：头痛。

　　⑤　婴：缠绕，留而不去。

饮和食德章第四

【点评】德者，和也。人以五谷为养，五果为助，五畜为益，五菜为充，以上皆为天地之和气所成，故曰饮和食德。本章认为生命依赖于五谷、五果、五畜、五菜等五味的滋养，故"食饮之常然，保生之至要"，饮食五味的调和是养生的另一关键。而饮食五味失和则会伤及脏腑经脉，从而导致多种疾病。

天地散精，动植均赋。气味滋荣①，无器不有。气为阳，其生本乎天。味为阴，其成本乎地。

散专精而孕气，动而有能，植而有生者，均赋是也。惟赋形于天地之散精，则气之达，味之成，滋荣乎生化之宇者，莫不具焉。气为阳，其生本乎天，《素问》所谓积阳为天，阳为气是也。味为阴，其成本乎地，《素问》所谓积阴为地，阴为味是也。

天食人以五气，内藏心肺，故声色昭明。地食人以五味，散养五宫②，故气味相成而神自生。然则气也、味也，食饮之常然，保生之至要者。

清阳为天而化气，故天食人以五气。浊阴为地而成味，故地食人以五味。五气食人者，若臊凑肝、焦凑心、香凑脾、腥凑肺、腐凑肾是也。五味食人者，若酸入肝、苦入心、甘入脾、辛入肺、咸入肾是也。然五气入鼻，所藏者心肺也。肺主音声，五声以彰。心荣面色，五色以明。是谓内藏心肺，故色声彰明。五味入口，所藏者肠胃也。

---

① 滋荣：滋养。
② 五宫：五脏。

五脏之官，各得其养，则津液流通，神气生矣，是谓散养五宫。故气味相成，而神自生。气也、味也，自事观之，食饮之常然也。自理观之，保生之至要也。即食饮之常然，达保生之至要，则形精之养，于是乎在。

五谷为养，五果为助，五畜为益，五菜为充，无非具阴阳之和。脾胃待此而仓廪实，三焦待此而道路通，荣卫待此以清以浊，筋骨待此以柔以正。

五谷，麦黍之类是也。五果，桃李之类是也。牛羊犬豕鸡，是谓五畜。葵藿薤葱韭，是谓五菜。谷畜果菜，其为物也，虽天地之产不同，其具阴阳之和则一也。养助充益，其于人也，虽形精之养不同，其辅阴阳之偏则一也。脾胃者，仓廪之官，五味出焉。故脾胃待此而仓廪备。三焦者，决渎之官，水道出焉。故三焦待此而道路通。荣清卫浊，待此以布气也，筋柔骨正，待此以立形也。形立气布，保生之道得矣。

故春多酸，夏多苦，秋多辛，冬多咸，所谓因其时而调之也。春木王，以膏香助脾；夏火王，以膏臊助肺；金用事，膳膏腥以助肝；水用事，膳膏膻以助心①，所谓因其不胜而助之也。

谷果畜菜，其味有辛酸咸苦之异。故其致养也，或因其时而调之，或因其不胜而助之。春主发散，多酸以收之。夏主解缓，多苦以坚之。秋主揫敛，多辛以散之。冬主坚栗，多咸以软之。所谓因其时而调之者如此。木克土，方春木用事之时，膳以土畜之牛膏而养脾；火克金，方夏火用事之时，膳以金畜之犬膏而养肺；秋膳用鸡而养肝；冬膳用羊而养心。所谓因其不胜而助之者如此。

---

① 春木王……膳膏膻以助心："膏香"为牛膏，"膏臊"为犬膏，"膏腥"为豕膏，"膏膻"为羊膏，见于《周礼·天官冢宰》。

以子母有相生之道，亦气同而相求者，若心苦缓，酸以收之；肾苦燥，辛以润之是也。以夫妇有相予之道，亦相克而相治者，若心欲软而食咸，肾欲坚而食苦是也。

木生火，金生水，子母有相生之道，气同而相求者也。水为夫，火为妇，夫妇有相予之道，相克而相治者也。惟气同而相求。故心苦缓，酸以收之。肾苦燥，辛以润之。而子母相生之道得矣。惟相克而相治。故心欲软而食咸。肾欲坚而食苦。而夫妇相予之道得矣。

然食饮或过适，所以生患。故酸过则脾绝，咸过则心抑，甘过则肾不衡，辛过则筋脉不弛，苦过则胃气厚。

庄子曰：饮食之间不知为之戒者，过也。则食饮或过，其肇患也宜矣。味过于酸，脾气乃绝，木胜土也。味过于咸，心气抑滞，水胜火也。味遇于甘，肾气不衡，土胜水也。味过于辛，以辛性散，故令筋脉缓也。味过于苦，以苦性坚，故令胃气厚也。

以至脉凝泣①而变色，肉胝胭②而唇揭，皮槁毛拔，筋急爪枯，骨痛发落。

心之合，脉也，其荣，色也。咸益肾而胜心，多食咸则心不胜，故脉凝泣而变色。脾之合，肉也，其荣，唇也。酸益肝而胜脾，多食酸则脾不胜，故肉胝胭而唇揭。肺之合，皮也，其荣，毛也。苦益心而胜肺，多食苦则肺不胜，故皮槁毛拔。以至食辛之多，筋急爪枯；食甘之多，骨痛发落。触类推之，亦若是而已。

与夫饮食自倍，肠胃乃伤。因而饱食，肠澼③为痔。肥美之过，

---

① 泣：通"涩"。
② 胝胭：胝，厚也；胭，皱也。
③ 肠澼：便下脓血之疾。

单阳成瘅①。酒谷之过，醉饱成厥。是皆穷鼎俎②之欲，而过伤者也。故曰：阴之所生，本在五味；阴之五宫，伤在五味。其生其伤，有益有损。举味言，气可知矣。

　　饮食自倍，肠胃乃伤者，以饮食倍常，故肠胃横满，伤而为疾也。因而饱食，肠癖为痔者，以甚饱脾怠，故筋脉横解，澼裂成痔也。瘅，肥美之所发也。多食肥美则内热而中满，是谓阳瘅，故单阳成瘅。厥者，酒谷之气相薄也。多食酒谷，则络脉满而经脉虚，是谓厥热，故醉饱成厥。凡此皆务快其心，美其饮食，以穷鼎俎之欲，是以有过伤也。《生气通天论》曰：阴之所生，本在五味；阴之五宫，伤在五味。盖阴者，五神藏也。宫者，五神舍也。五脏所生，本资于五味。五味宣化，各凑于本宫也。虽因五味以生，亦因五味以伤。其生其伤，有益有损。举味言之，既已如此，即气之论，从可知矣。

颐神协序章第五

　　[点评]颐者，养也；协序者，顺应四时之序也。颐神协序即顺应四时变化而养神。本章继承《素问·四气调神大论》的精神，认为养神要顺应自然，顺四时、适寒暑，随时令变化以调摄。

　　春温夏暑，秋忿冬怒，四时迭运，气不齐③也。方阳用事，万物以熙，人于是时，以析以因④。方阴用事，万物以凝，人于是时，以

---

　　①　瘅：脾瘅。《素问·奇病论》："有病口甘者，病名为何？何以得之？岐伯曰：此五气之溢也，名曰脾瘅……此肥美之所发也，此人必数食甘美而多肥也。"
　　②　鼎俎：古代祭祀礼器，此处喻饮食滋味。
　　③　不齐：不同。
　　④　以析以因：阳用事以生长。析，分散也；因，析而又析也。

夷以隩①。盖天地有正气，皆本于阴阳。人本冲和，不离于阴阳。其交辨②也，其出入也，其显晦也，既有自然之序，则人之动静作止，阖辟启处③，固有不可紊之宜。

自春之温，积而至夏则为暑，言阳生而之盛也。自秋之忿，积而至冬则为怒，言阴少而之壮也。温暑言其候，春夏言温暑，则知秋冬之为清为寒。怒忿言其情，秋冬言忿怒，则知春夏之为喜为怒。此四时更旺、更废、更相。或生或长，或收或藏，所谓迭运而气不齐也。万物以阳熙，以阴凝。方阳熙之时，春则分散而就功。夏则因春之事而未章，故谓之以析以因。方阴凝之时，秋则不棘，冬则入室处，故谓之以夷以隩。天秉阳，地秉阴，故天地有正气，皆本于阴阳。人受中以立命，阴阳之冲气也。人禀冲气，不离于阴阳。交于南，辨于北，左通物而出之，右戕物而入之。莹天功，明万物，在阳为显也。幽无形，深不测，在阴为晦也。若是者有不可乱之序。故其交辨也，其出入也，其显晦也，既有自然之序。彼有自然之序，则动而作，辟而启，必因乎阳。静而止，阖而处，必因乎阴。有不可紊之宜者，亦循自然之序而已。

东西南北之异方，高平下湿之异地，风俗气候虽则不同，至于随时调适颐④神，卫生之道则一也。

东者鱼盐之地，西者金玉之域，南为长养，北为闭藏，此所谓异方也。或海滨傍水，或水土刚强，或地下，或高陵，此所谓异地也。或食鱼而嗜咸，或华食而脂肥，或嗜酸而食胕，或野处而乳食，此风俗之不同也。东则天地之所始生，西则天地之所收引，南则雾露所

---

① 以夷以隩(yù)：阴用事以杀藏。夷，灭也；隩，藏也。
② 交辨：交变。
③ 阖辟启处：意与动静作止同。
④ 颐：养也。

聚，北则冻冽所居，则气候之不同也。风俗气候虽不同，然所以安其形体者，讵苟不同耶。故随时调适，顺四序之宜，颐神而使之不亏，卫生而使之不伤者，庸有异哉。

观《内经》于四气之养，必谓之调神。则所以顺生长收藏之道者，又不特从事于形体之间而已。是故夜卧早起，被发缓形，见于发陈之时，且曰以使志生。夜卧早起，无厌①于日，见于蕃秀之时，且曰使志无怒，使气得泄。早卧早起，与鸡俱兴，见于容平之时，且曰收敛神气，使志安宁。早卧晚②起，去寒就温，见于闭藏之时。且曰使志若伏若匿，若有私意，若已有得。盖气者，神之主；志者，气之帅。志完气充，与时为宜，则神与生相保。神与生相保，则形神俱久矣。昧者徒知慎寝兴居处，不知志意神气之为养，虽微风雨寒暑之不袭，而五行真气潜损于中。

形全者神全，形全于外，神全于内，则疾无自而作。此《内经》于四气之养，必谓之调神者此也。万物萌于春，是谓发陈。盛于夏，是谓蕃秀。秋则厥民夷之时，于是容而不迫，平而不偏，是谓容平。冬则各归其根，于是闭而不起，藏而不露，是谓闭藏。早卧早起于春夏，寒气既敛，温暑气生故也。被发缓形，顺气之散舒也。无厌于日，使阳之无伏也。秋则早卧早起，与鸡俱兴，避寒露也。冬则早卧晚起，避严凝也。以使志生，则生而不匿。使志无怒，则缓而不暴。收敛神气，使志安宁，顺擎敛也。使志若匿若伏，若有私意，若已有得，顺闭藏也。气者神之主，则神之动唯气之所运。志者气之帅，则气之运唯志之所适。志完而不挫，气充而不馁，与时为宜，则神与生相保，此所以形神俱久。昧者徒知慎寝与居处，而不知志意神气之为

---

① 厌：满足。
② 晚：原作"晓"，据《素问·四气调神大论》改。

养，则是知养其外而不知养其内也。知养其外，故微风雨寒暑之袭；不知养其内，故五行真气潜损于中。

故曰逆春气则少阳不生，肝气内变。逆夏气则太阳不长，心气内洞。逆秋气则太阴不收，肺气焦满。逆冬气则少阴不藏，肾气独沉。岂特四时为然，至有失旦暮之常，不知收拒①，而形困薄②者多矣。然则处天地之和，从八风之理，内以恬愉为务，外不劳形于事，非圣人孰能之。

足少阳胆之经也，手太阳小肠之经也。故逆春气则少阳不生，逆夏气则太阳不长。肝气内变，言内郁于肝，而肝气混糅。心气内洞，言内薄于心，而心气中消。手太阴肺之经也。故逆秋气，则太阴不收，肺气焦满。足少阴肾之经也。故逆冬气，则少阴不藏，肾气独沉。肺浮而上故焦满，肾石而下故独沉。春夏阳也，故逆则腑受之。秋冬阴也，故逆则脏受之。至有失旦暮之常，不知收之使不泄，拒之使不寇，而形困薄者多矣。处天地之和，则乖戾无自而作。从八风之理，则贼邪无自而至。内以恬愉为务，则气舒而不结。外不劳形于事，则气完而不耗。此圣人所以形体不敝，精神不散，而万寿无疆也。

彼起居如惊③，神气乃浮。与夫务快其心，逆于生乐者，何足以达此。道者，圣人行之，愚者佩④之，岂虚语哉。

起居如惊，则暴而不缓，驰骋纵逸也。故神气为之浮越而不得安宁。务快其心徇忘情也。逆于生乐，昧至理也。若是者岂足以达适时之宜哉。是道也，圣人从容而中，故道者圣人行之。众人由之而莫之

---

① 收拒：日落而栖，以辟邪气。
② 困薄：内因劳困，外因邪迫。
③ 起居如惊：起居过于暴卒。
④ 佩：通"背"，即违背。

知也，故愚者佩之。《四气调神》之论而终于道，岂以四气循环，至理存焉。天下之所共由，而有不能外之者乎。

通术循理章第六

【点评】通术，即高超的医术。循理，即顺应自然之理。本章认为高超医术的治疗应是顺应自然之理而治，而不是热病只知汗下，痈肿只知砭石等简单地运用对抗性治疗的措施。这种认知对今天中医学的发展具有尤为重要的启示。

声合五音，色合五行，脉合阴阳，孰为此者，理之自然也。元牝①赋形，既有自然之理。良工治疾，亦有自然之宜。或以指别②，或以类推，或以意识，或以目察。有治而愈者，有不治而愈者，有可汤液醪醴③者，有可针石灸焫者。惟能审奇常④、明标本；知内外、别参伍⑤，则万全之术举积此矣。奚必⑥操诡谲以求异于世俗哉。

声发宫商角徵羽，故合五音。色见青黄赤白黑，故合五行。脉彰寒暑之休旺，故合阴阳。孰为此者，盖消息盈虚，有自然之理也。元者天之色，牝者地之类，元牝以自然而赋万物之形，则良工治疾，乌可拂自然之宜哉。或以指别其浮沉之脉，或以类推其五脏之象。以意识焉，五脏相音不能逃也。以目察焉，五色微诊不能遁也。有治而愈

---

① 元牝：化生万物的本源。
② 以指别：脉诊。
③ 汤液醪醴：由五谷制成的酒类。其中清稀淡薄的叫做汤液，稠浊味厚的叫做醪醴。
④ 奇常：奇，异常；常，正常。
⑤ 参伍：三五，脉象的失常。
⑥ 奚必：何必。

者，所谓一百一病，须治而愈是也。有不治而愈者，所谓一百一病，不治而自愈是也。有可汤液醪醴者，《玉版论》所谓：其色见浅者，汤液主治，十日已。其见大深者，醪醴主治，百日已是也。有可针石灸焫者，《异法方宜论》所谓：南方挛痹，其治宜微针。北方藏寒，其治宜灸焫是也。《玉版论》曰：奇常者，奇病也。惟能审之，斯可以揆度病之浅深焉。《标本论》曰：夫阴阳逆从，标本之道也。惟能明之，斯可以默识病之表里焉。知内者按而纪之，知外者终而始之。参以充气，伍以伍行，则腑脏之阴阳、经络之小大、井荥输合、上下左右，无不洞达于胸次矣。以是已人之疾，万全之术，举积此也。固异夫操诡谲，以骇世俗之耳目，为凶凶之粗工焉。

圣人著教，谓"藏于精者，春不病温"，则论温热者，宜识全精①之为本。谓"知七损八益，二者可调"，则论阴阳之胜者，宜识天癸之度。谓"筋脉和同，骨髓坚固，气血以从，必本于陈阴阳"，盖冲和不偏，斯无阳狂阴闭之患。谓"骨正筋柔，气血以流，腠理以密，必本于和五味"，盖五味相济，斯无五宫之伤。凡治病于未萌者如此。

精者，身之本也。冬不按蹻，则精气伏藏，阳不妄升，故春不病温。兹论温热者，所以宜识全精之为本也。女，阴也，以七为天癸之度。男，阳也，以八为天癸之度。知八欲益，知七可损，则阴阳得其道理矣。兹论阴阳之胜者，所以宜识天癸之度也。陈阴阳者，欲阴阳之不毗。和五味者，欲五味之相济。阴阳不毗，则筋脉和同，骨髓坚固，气血以从者，有以调之故也。故冲和不偏，斯无阳狂阴闭之患。五味相济，则骨正筋柔，气血以流，腠理以密者，有以养之故也。故五味相济，斯无五宫之伤。调之以阴阳，养之以五味，皆病之未萌，治之者如此。

---

① 全精：保全精气。

至于论热病，则曰"各通其脏脉"，惧汗泄非宜也。论痈肿筋挛，则曰"治以四时之胜"，惧砭石妄施也。论脾瘅口甘，则曰"治之以兰"，姑欲蠲①其陈气，惧药性之过悍也。伏梁疑若可攻，特告以勿动亟夺。息积疑若可毒，特告以积为导引。脉不至若喑②，特告以不治自己。阳厥怒狂，特告以夺食即已。凡治病于已然者如此。

热病之作，其所传之脏不一，诚能各通其脏脉而治之，则汗泄得其宜矣。痈肿筋挛，本乎寒热之不节，诚能以四时之胜而治之，则砭石无妄施矣。脾瘅口甘，五气溢也，兰味之辛，除陈气也。兰性之平，无过悍也。伏梁者，心之积气，环于脐下，不可动也。动之则为便涩之病，故告之以勿动亟夺。息积者，其气积于肠下，逆满而无妨于食，不可灸刺。灸刺则为风虚，故告之以积为导引。胞络脉绝，九月而瘖，无用镵石，故不治自己。阳厥生怒，郁而不散，食入于阴，长气于阳，故夺食即已。凡此皆病之已然，各因其宜而治之者如此。

是皆达自然之理，以合自然之宜，故能优游③于望闻问切之间，而坐收全功。若乃泥通方④、惑剿说⑤，不审逆从，不别阴阳，汤剂并进，针石交攻，曾不知谷气不入，真气既微，故疾未已，新病复起。此疏五过、征四失者，以受术不通，不能循理，为粗工之戒。

天一而地二次之，水一而火二次之，道之自然也。伸于东南而有，屈于西北而无，物之自然也。道之与物，精粗不同，其出于自然，则一而已。良医之治疾，积神于心，属意勿去，体道之自然也。品剂药石，随证致用，因物之自然也。道在此，物在彼，达其理而合

---

① 蠲：除也。
② 若喑：见于《素问·奇病论》，怀孕九月而喑勿治，十月当复。
③ 优游：从容。
④ 泥通方：拘泥于一般的道理。
⑤ 惑剿说：被他人之言迷惑。

其宜。是以病之未形，先为之治，使病胎不作。病之已形，缘类而治，使气形适平，夫岂任私智于其间哉。自然而已。兹所以能优游于望、闻、问、切之间，而坐收神圣工巧之妙也。若夫泥于通方而不达其旨，惑于剿说而不造其妙，逆从不审，何以治微甚。阴阳不别，何以治寒热。虽汤液治其内，针石治其外，殊不知天五之腑，谷气不入于胃，天一之脏，真气不充于肾。本既拔矣，曾何益乎。是以故病未已，新病复起也。兹疏五过，征四失，黄帝之于雷公，所以详告之。彼粗工嘻嘻，是谓伐形。于术不能通，于理不能循，可不以是为戒。

卷之二·原化篇

【点评】原化，即生命之原的变化。本篇主要论述了胎育的问题，包括孕元立本章、凝形殊禀章、气质生成章、脏真赋序章、扶真翼正章、和调滋育章六章。论述了孕育的根本，解释了怀胎为什么是十月，人的禀赋为什么各不相同，生男生女是由什么决定等问题。提出怀孕之后要调摄起居饮食、情志喜怒，注意劳逸适度以养胎。还要用真、善、美的事物对胎儿加以陶冶，进行胎教。并以五行、干支等数术方法解释了胚胎在母体内的发育次序。根据逐月养胎理论，提出不同月份需要食用的食物以养胎，而孕妇疾病之时需以药物及时治疗，母健方能子安。本篇整合了宋以前诸多前贤名家的相关理论，同时包含着赵佶本人在妇儿孕育、生长、保健理论上的总结与发挥。尤其是其"扶真翼正章"专篇系统论述了胎教理论，这在中医学术发展史上具有重要意义，其胎教的方法在今天亦有现实指导性。北宋以后《幼幼新书》《小儿卫生总微论方》《妇人大全良方》诸多医著对本篇内容多有征引。

氤氲孕气，化之出乎天也。胚浑兆象，化之在于人也。《素问》曰：物之生也，从于化。原其化之所本，以昭昧发蒙，则仁人之用心也。

孕元立本章第一

【点评】元，即胎元；本，即自然。孕元立本，即孕育怀胎要顺其自然。本章认为孕育是一个自然而然的过程，其根本在于顺乎天地自然之道。违逆自然之道，或借助于药物等外物而强求之，即或怀孕，亦可能导致胎儿的异常或影响子嗣的寿数。

有泰初①，有泰始②。浑沦③一判既见气矣，故曰：太初。既立形矣，故曰：太始。气初形始，天地相因。生生化化，品物彰矣。故曰：大哉乾元，万物资始；至哉坤元，万物资生。有生之初，虽阳予之正；育而充之，必阴为之主。因形移易，日改月化，无非坤道之代终④也。

浑沦未判，则气形俱泯。浑沦既判，则气形已分。既见气矣，有是太初。既立形矣，有是太始。太初者，凡有气之所本，故天得之以统元气。太始者，凡有形之所本，故地得之以统元形。天地交泰，相因为氤。生生而生者，得所以生。化化而化者，得所以化。品物流形，而形色名声者彰矣。大哉乾元，太初之所寓也，故以万物资始为言。至哉坤元，太始之所寓也，故以万物资生为言。惟万物资始，生于乾坤，故乾元则兆象，至坤元然后形无不成。然则有生之初，虽阳予之正；育而充之，必阴为之主。因形移易，日改月化，坤道以代

---

① 泰初：亦作"太初"，道家形容混沌元气未分之前的状态。
② 泰始：亦作"太始"，道家形容天地相分，开始成形的状态。
③ 浑沦：混沌。
④ 代终：终而复始。

终，乃其理也。即天地万物而观之，人资生成于父母，而母专孕育之功，又乌有不然者哉。

谓之姓，阳既受始，阴壬之也。谓之胞，已为正阳，阴包之也。谓之胚，未成为器，犹之坏也。谓之胎，既食于母，为口台①也。若娠则以时动也，若怀则以身依也。天之德，地之气，阴阳之至和，相与流薄于一体。唯能顺时数，谨人事，勿动而伤，则生育之道得矣。

万物成形于坤元，人专孕育之功于母。故母之于子，久其日而化成，则谓之姓，谓之胞，谓之胚，谓之胎。若娠若怀，岂无得而然哉。阳既受始，阴壬之者，阳施阴化也。已为正阳，阴包之者，阳内阴外也。未成为器，犹之胚者，在地成形也。既食于母，为口台者，食味于地也。以时动者，神气足而动也。以身依者，形质具而依也。其始阳施阴化，然后阳内阴外而成形。其终也，饮和食德，然后神气足而形质具，于是生育之功备矣。天之德主生，地之气主成，阴阳之至和主平，以生成和平之气，相与流薄于一体，孕育是也。苟不能顺时数，谨人事，则决生育之道。一月而安居，二月而处静，三月而清虚，四月和心气，五月定五脏，六月欲微劳，七月运血气，若此之类，顺时数也。辨十月之针灸，谨十月之药饵。食鸷猛，羹鱼雁，沐浴浣衣，缓带自持，若此之类，谨人事也。夫如是者，所以勿动而伤，则生育之道宁有不得者乎。

观四序之运，生长收藏、贷②出，万有仪则③咸备。而天地之气未始或亏者，盖阴阳相养，以相济也。

此又举天地阴阳之道，以明在人生育之理也。天有四序，春以生之，夏以长之，秋以收之，冬以藏之。于以贷出万有，形体保神，而

---

① 口台：即以口为养。《方言》："台，养也。"
② 贷：入也。
③ 仪则：法则。

各有仪则，无一物之不备焉。然而天地之气，一一禀贷而未始或亏者，岂有他哉。阴阳相养以相济，二气相逮而不相射故也。由是言之，其在人也，岂不有自然之和哉。

昧者曾不知此，乃欲拂自然之理，谬为求息之术。方且推生克于五行，蕲①补养于药石，以伪胜真，以人助天。虽或有子，孕而不育，育而不寿者众矣。昔人论年老有子者，男不过尽八八，女不过尽七七。则知气血在人，固自有量，夫岂能逃阴阳之至数哉。

天地生化，有自然之道。人之生育，有自然理。奈何昧者之不知，乃欲拂自然之理，谬为求子之术。若孙思邈有先知夫妇本命，五行相生，及本命不在子之休废中生者，求子必得。又有荡胎补助之方焉，是岂非以伪胜真，以人助天哉。虽或有子，孕而不育，育而不寿，其益生助长之过也。《上古天真论》曰：女子七七，任脉虚，太冲脉衰少，天癸竭，地道不通，故形坏而无子。丈夫八八则齿发去，身体重，行步不正，故无子。其有子者，男不过尽八八，而阳中之阴竭矣。女不过尽七七，而阴中之阳竭矣。由是言之，血气在人，固自有量，夫岂能逃阴阳之至数哉。惜乎昧者之不知也。

凝形殊禀章第二

【点评】凝形，即胚胎的形成；殊禀，即禀赋不同。凝形殊禀，即人胚胎形成时禀赋就已各不相同。本章在前人认识基础上，解释了怀胎为什么是十月，人的禀赋为什么各不相同，生男生女是由什么决定，为什么会有转女为男法等问题。尽管这些解

---

① 蕲：通"祈"。

释今天来看不一定科学，但以当时的科技水平回答了人们关心的问题。

天地者，形之大也。阴阳者，气之大也。惟形与气相资而立，未始①偏废。男女媾精，万物化生，天地阴阳之形气寓焉。

孰不为形，天地者形之大，凡有形者统焉。孰不为气，阴阳者气之大，凡有气者寓焉。天地以形而位于上下，阴阳以气而运于其中。相有以相成，相无以相废，未尝偏也。唯男女媾精，而万物化生，天地之形，阴阳之气，殆亦托寓于此矣。是谓天地阴阳之形气寓焉。

语七、八之数。七，少阳也；八，少阴也。相感而流通。故女子二七而天癸至，男子二八而天癸至，则以阴阳交合而兆始故也。

《上古天真论》曰：女子七岁肾气盛，齿更发长。二七而天癸至，任脉通，冲脉盛，月事以时下，故有子。丈夫八岁肾气实，发长齿更。二八肾气盛，天癸至，精气溢泻，阴阳和故能有子。阳以奇运，一、三、五、七、九皆阳也。阳极于九，故九为老阳。七次于九，故七为少阳。阴以偶化，二、四、六、八、十皆阴也。阴极于十，故十为老阴。八次于十，故八为少阴。女以七数，阴中之阳也。男以八数，阳中之阴也。阴阳交合，相感而流通，此有生之所本也。以阴阳交合而兆始者如此。

语九、十之数，九，老阳也；十，老阴也，相包而赋形。故阴穷于十，男能围之。阳穷于九，女能方之②。则以阴阳相生而成终故也。

自一至九，阳极矣，故九为老阳。自二至十，阴极矣，故十为老阴。二者必相包而赋有生之形，未尝偏废也。阴极生阳，故阴穷于

---

① 未始：即未尝。

② 阴穷于十，男能围之。阳穷于九，女能方之：阳能包阴、阴亦能包阳，故阴阳相生而生化无穷。围之、方之均为包藏。

十，男能围之。阳极生阴，故阳穷于九，女能方之。九有变也，女方之而不足。十无变也，男围之而有余。夫如是，故阳极生阴，阴极生阳。阳始而阴终之，阴始而阳终之。阴阳合德，而生化之机无穷。以阴阳相生而成终者如此。

元气孕毓，皆始于子。自子推之，男左旋，积岁三十而至巳。女右旋，积岁二十而至巳。巳为正阳，阴实从之，自巳怀壬，男左旋十月而生于寅，女右旋十月而生于申。申为三阴，寅为三阳，而生育之时著矣。

一元之气，藏于黄钟之宫，斗建子之辰也。万物之所始也，虽男女之阴阳有异，其本皆原于此而已。然男子，阳也。自子左旋，积岁三十，三十者，阳数也。女子，阴也。自子右转，积岁二十，二十者，阴数也。而皆至于巳。巳者正阳之辰也，乾卦成焉。阴阳相会于此，是为夫妇怀姙之时。古者男三十而娶，女二十而嫁，其法盖始于此。然一形不顿亏，一气不顿进，男女至巳，虽为姙怀之地，必也自巳左旋，积十月而至寅。寅，木也。木，阳也，男子之所丽也。自巳右旋，积十月而至申。申，金也。金，阴也，女子之所丽也。阳生于子，至寅而三阳见焉。人于此致爪掌而始事之时也。阴生于午，至申而三阴见焉。人于此致爪致掌而成事之时也。是为生育之时，岂人为哉。阴阳自然而已。

其禀赋也，体有刚柔，脉有强弱，气有多寡，血有盛衰，皆一定而不易也。以至分野异域，则所产有多寡之宜。吉事有祥，则所梦各应其类。是故荆扬薄壤，多女；雍冀厚壤，多男①。熊、罴为男子之祥，虺、蛇为女子之祥，是皆理之可推也。

---

① 荆扬薄壤，多女；雍冀厚壤，多男：见于《周礼·职方氏》："东南曰扬州……其民二男五女""荆州……其民一男二女""雍州……其民三男二女""冀州……其民五男三女"，此以地之薄厚，解释多女或多男之因。

生育之时，虽本于自然，而其禀赋也，又各有异。气衰血盛则刚，气盛血衰则柔，此体有刚柔也。太阳浮大则强而为男，太阴沉细则弱而为女，此脉有强弱也。气多而旺则元姘，气少而衰则有体，此气有多寡也。任脉通则冲脉盛，任脉虚则太冲衰，此血有盛衰也。周官职方氏，东南曰扬州，其民二男五女；正南曰荆州，其民一男二女；河内曰冀州，其民五男三女；正西曰雍州，其民三男二女，此所产有多寡之宜也。斯干之诗曰：维熊维罴，男子之祥；维虺维蛇，女子之祥。熊罴多力壮毅，虺蛇柔弱隐伏。此所梦各应其类也。凡此是皆至理之所寓，故可得而推之也。

胎化之法，有所谓转女为男者，亦皆理之自然。如食牡鸡，取阳精之全于天产者。带雄黄，取阳精之全于地产者。操弓矢、籍①斧斤，取刚物之见于人事者。气类潜通②，造化密移，必于三月造形之先，盖方仪则未具，阳可以胜阴，变女为男，理固然也。

凡受三月，逐物变化，禀质未定，故妊娠三月，有转女为男之术焉。古人以阳召阳，以阴召阴。夫阳燧方诸之取水火，犀角蚌胎之感月星，皆自然之理也。故三月定形，有雄鸡之汤焉，岂不以天产之阳精，有在于此乎。所谓食牡鸡，取阳精之全于天者如此。绛囊盛带，有雄黄之品焉，岂不以地产之阳精，有在于此乎。所谓带雄黄，取阳精之全于地产者如此。弓矢，礼以为男子之事。斧斤，诗以为治民之具。故欲生男者，操弓矢、置斧斤于寝之下。所谓操弓矢、借斧斤，取刚物之见于人事者如此。凡兹四物，皆阳类也。以阳造阳，气类皆通，造化密移，冥冥之中，盖已象形而变矣。阴阳之理，阳盛胜阴，阴盛胜阳。三月之时，阴阳冲矣，于是阳胜为男，阴胜为女。苟在人

---

① 籍：通"借"，借助。
② 气类潜通：牡鸡、雄黄、弓矢、斧斤皆阳类，以阳召阳，转女为男。

者，能外资阳物，助阳而胜阴，则变女为男，理之必至，又何疑哉。

气质生成章第三

【点评】质，即形体。气质生成，即生命之气与形体的生成。本章认识到某些畸形或疾病是先天因素导致的，所以怀孕后还要重视养胎。提出调摄起居饮食、情志喜怒，注意劳逸适度是养胎的重要方法。

具天地之性，集万物之灵，阴阳平均，气形圆备，咸其自尔①。然而奇偶异数，有衍有耗；刚柔异用，或强或赢。血荣气卫，不能逃乎消息虚盈之理，则禀贷②之初，讵可一概论。

恍兮惚兮，其中有物；惚兮恍兮，其中有象。物象初融于恍惚之中，岂无得而然哉。乾元气降而资始之道隆；坤元气腾而资生之理备。此所以具天地之性也。受水精而成血脉，受火精而成气，受金精而成筋，受木精而成骨，受土精而成肤革。五行具而万物咸备，此所以集万物之灵也。一阴一阳，受阴阳之冲而无所偏，其均平可知矣。气布形立，得气形之全而无所亏，其圆备可知矣。是数者成其自尔，岂人为哉。然而阳奇阴偶，数固异矣。于奇偶之中，必有益多而衍，益少而耗者焉。乾刚坤柔，用固异矣。于刚柔之中，又有遇刚而强，过柔而赢者焉。血为荣，气为卫，得乎消息盈虚之理，彼其禀贷之初，各有分量，讵可一概论哉。

---

① 自尔：自然。
② 禀贷：禀受。

是以附赘垂疣①，骈拇枝指②，侏儒跛躄，形气所赋有如此者。疮疡痈肿，聋盲喑哑，瘦瘠疲瘵，气形之病有如此者。然则胚胎造化之始，精移气变之后，保卫辅翼，固有道矣。

以奇偶之衍耗，刚柔之强羸，荣卫之得于消息盈虚，故于形气禀赋之始，有附赘垂疣，骈拇枝指，侏儒跛躄之不同也。于形气既得之后，有疮疡痈肿，聋盲喑哑，瘦瘠疲瘵之不一也。必欲形气之禀无所戾，形气之病无所生，则胚胎造化之始，精移气变之后，果可无保卫辅翼之道哉。

天有五气，各有所凑。地有五味，各有所入。所凑有节适，所入有度量。凡所畏忌，悉知戒慎，资物为养者，理宜然也。

天以五气食人，臊凑肝，焦凑心，香凑脾，腥凑肺，腐凑肾，此之谓各有所凑。地以五味食人，酸入肝，苦入心，甘入脾，辛入肺，咸入肾，此之谓各有所入。所凑有节适，则不可过也，不可不及也。所入有度量，则不可多也，不可寡也。以至凡有所畏忌，悉知戒慎。凡此资物为养者，可谓至矣。

寝兴以时，出处以节。可以高明，可以周密③，使雾露风邪，不得投间而入。因时为养者，理宜然也。

受火精之时，卧必晏起。受金精之时，无得静处。若是者寝兴以时也。居必静以结其胎，游于野以成其筋。若是者出处以节也。居处必燥，数观走犬者，可以高明也。深其居处，厚其衣裳者，可以周密也。朝吸天光，以避寒殃，无处温冷，无着夹衣，则雾露风邪不得投间而入矣。凡此因时为养者，可谓至矣。

---

① 附赘垂疣：附在皮肤外表的小瘤。

② 骈拇枝指：骈拇，指脚的大拇指跟二拇指相连；枝指，指手的大拇指或小拇指旁边多长出来的一个手指。

③ 可以高明，可以周密：指所居之处要地势高而明亮，四周严密邪气不易入。

以至调喜怒，寡嗜欲，作劳不妄，而气血从之，皆所以保摄妊娠，使诸邪不得干焉。

三月之妊无悲哀，七月之孕无大言，调喜怒之类也。六月之胎无大饱，四月之孕节饮食，寡嗜欲之类也。无大劳役，所以受火精。缓带自持，所以受石精，不妄作劳之类也。夫如是，则气血调和，诸邪不干而生育之理得矣。

苟为不然，方授受之时，一失调养，则内不足以为中之守，外不足以为身之强，气形弗充而疾疢①因之。若食兔唇缺，食犬无声②，食杂鱼而疮癣之属，皆以为食物不戒之过也。心气大惊而瘨疾，肾气不足而解颅③，脾胃不和而羸瘦，心气虚乏而神不足之属，皆以气血不调之故也。

苟不知资物因时保摄之道，如上文所言，则方阳施阴化，授受之时，将失于调矣。其在乎内者，不足以为中之守，则生熟二藏，将虚实交错而不平。其在乎外者，不足以为身之强，则四肢百节，将为沉重疼烦而不适。肾气既弱而气弗充，虚羸病阻而形弗充，则疾疢于是乎作矣。兔缺口，故食兔则感之而唇缺。犬金畜，金声也，故食犬则金实而无声。疮癣热中所生也，故食杂鱼而疮癣。然则食物可不戒哉。瘨疾者，狂阳气也，故心气大惊而瘨疾。解颅者，囟不合也，故肾气不足而解颅。脾胃不和，则不能化气而播诸脉，故至于羸瘦。心气虚乏，则不能舍神而不神者光焉，故至于神不足。然则气血可弗调乎。

诚能于食物知所戒，推而达之五味无所伤。诚能于气血知所调，

---

① 疾疢：即疾病。
② 食犬无声：据《备急千金要方·养胎》，妊娠食犬肉，其子无音声。
③ 解颅：囟门应合而不合，颅缝裂解。

推而达之邪气无所乘。兹乃生育相待而成者，故曰天不人不因①。

诚能资物因时保摄，以之戒食物、调气血，则五味无所伤，邪气无所乘，阴阳和而生理得矣。天不人不因，人事可不至乎。

脏真赋序章第四

【点评】脏真，即五脏真气。赋序，即赋予的顺序。脏真赋序即脏腑生成的顺序。胚胎在母体内的发育次序是怎样的？脏腑是如何依次发生的？本章以五行、干支等数术方法对以上问题进行了解释。尽管这些解释与西医学认识相去甚远，但反映了在当时科技水平下医者对这些问题的思考。

水木火土金为序者，以其相生有母子之道也。水火金木土为序者，以其相克有夫妇之义也。相生所以相继，相克所以相治。惟人禀生命门，肇乎始胎之后，未有不相以克成者。

至神不测，藏妙用于天地。天地无为，托真机于五行。五行在天地之间，其相生有母子之道，四时之序也。其相克有夫妇之义，六腑之序也。水者，天一之所生，元气之本也。虽相克相生之不同，其原于水则一而已。故水为天地之父母，万物之所从出。太一为水之尊号也。由水而生木，水之于木，母道也；木之于水，子道也。于是则自冬徂春，由木而生火。木之于火，母道也；火之于木，子道也。于是则自春徂夏，自此而往。火生土、土生金、金生水，为夏、为长夏、为秋、为冬，成自此而相继矣。其相生所以相继者如此。水克火，故

---

① 天不人不因：自然规律不因人而改变。

以水治火，然后水火为用。火为水之配，妇道也。金克木，故以金治木，然后金木为器。金为木之配，夫道也。木克土，故以木治土，然后木土为利。而木之与土，又有夫妇之别焉。其相克所以相治者如此。厥初生民，胚胎方肇，万形未立，而命门元象已基化矣。是此以往，五脏相克以相成，赅而存焉。而道貌天形，由此完备矣。

原自乾坤交遘于亥，一阳始壬于西北。壬为阳水，合丁之阴火而生丙。丙为阳火，合辛之阴金而生庚。庚为阳金，合乙之阴木而生甲。甲为阳木，合己之阴土而生戊。戊为阴土，合癸之阴水而生壬。兹夫妇之义，化毓妙理，由是出焉。

乾，西北之卦也。以其知太始而先物，非作成而后物者也，故其位前乎亥。坤之一阴肇乎午，至亥而六阴之体全。乾之安其位，则可以求坤而为配也。坤之体既全，则可以从乾而为配也。此亥之位，所以为乾坤交遘之地。乾坤交遘，夫妇之义和矣。故一阳始壬于西北也。乾坤交遘而生壬者，盖壬，水也。论水之初，则太极元气函三为一，而水即一而寓焉。此所以为天地之父母。天地犹且以水为父母，则万物之生，孰不资焉。此壬之生，所以独先于十干，而生化之原，自此出矣。然壬癸皆水也，于水之中，有阴阳之辨焉。丙丁皆火也，于火之中，亦有阴阳之辨焉。甲乙也，庚辛也，戊己也，亦若是而已。水克火，故水取火为妻。然阴水之与阴火，阳水之与阳火，数同而志不相得，必也以壬之阳水，合丁之阴火，一阴一阳而夫妇正矣。阴阳合而夫妇正，故于是生阳火之丙焉。以壬之水，合丁之火而生丙者，何也？盖有阴有阳谓之气，金木水火谓之形。凡有生焉，受气于父，成形于母，惟丙也，受气于壬故为阳，成形于丁故为火。阳火之丙，所自而生者如此。惟壬既有子，子又求配焉，亦理之自然。即此而推，则丙合辛而生庚，庚合乙而生甲，甲合己而生戊，戊合癸而生壬，亦若此而已。在天有阴阳，在人有夫妇，其理一也。然则化育妙理，宁不出于此乎。

方其壬之兆怀，命门初具。有命门，然后生心，心生血，法丁之生丙也。有心然后生肺，肺生皮毛，法辛之生庚也。有肺然后生肝，肝生筋，法乙之生甲也。有肝然后生脾，脾生肉，法己之生戊也。有脾然后生肾，肾生骨髓，法癸之生壬也。

夫五行之在天地者如此，则其在人岂不然哉。阳施阴化，胚胎既融，必有为形之始者焉，命门是也。命门既肇，然后生心，以壬之阳水，合丁之阴火之象也。命门合心，心乃生血，盖与丁之生丙者无以异也。心之既形，然后生肺，以丙之阳火，合辛之阴金之象也。心之合肺，肺乃生皮毛，盖与辛之生庚无以异也。由是推之，肺生肝，肝生筋，筋生脾，脾生肉，肉生肾，肾生骨髓，亦可以类言矣。然则在人之五行相克以成者，其果异于天地乎。

有肾则与命门合而二数备矣。壬者其一水一石①之谓与。此肾于五脏，所以独偶。苟徒知在器有权与准，在物有龟与蛇，在色有赤有黑，而不知一水一石之道，是未达生化之妙本。太一真精，兆于水，立于石。故火之悍，金之坚，木之桡，土之和，得以赅②存诸中。其相克相治者，乃所以相成耶。犯③人之形者，讵可一于相生相继，而欲以收成物之功哉。

《难经》曰：各脏有一尔，肾独有两者，何也。然肾两者，非皆肾也。其左者为肾，右者为命门。盖肾原于北坎，以器言之，有权有准。以物言之，有龟有蛇。以色言之，有赤有黑。以方言之，有朔有北。故肾之在藏，所以独偶也。然人皆知肾之有偶，而不知一水一石

---

① 壬者其一水一石：肾有二，一为肾，一为命门。二者一禀水精，一禀石精，故曰一水一石。
② 赅：包括。
③ 犯：通"范"，铸就。

之道，是未达生化之妙本。自非天下之至神，不能与此。何以十月之胎，水精受于四月，火精受于五月，金精受于六月，木精受于七月，土精受于八月，石精受于九月。六精始于水，兆于水之谓也。终于石，立于石之谓也。水克火，故火精继之。火克金，故金精继之。金克木，故木精继之。木克土，故土精继之。而咸运于水石之中，则火之悍，金之坚，木之桡，土之和，得以赅存诸中。其相克相治者，乃所以相成尔。由是言之，一水一石之道，果不为生化之妙乎。然则犯人之形者，不在于相生相继，而在于相克相治，以为成物之功者可见矣。《阴阳类论》曰：三阳期在石水，其知此乎。诊者因之，有沉石之候者以此。

析而推之，一月血凝，二月胚兆，三月阳神为魂，四月阴灵为魄，五月五行分五脏，六月六律定六腑，以之七精开窍，八景神具，宫室罗布，气足象成①，靡不有自然之序。观妙之士，两之以九窍之变，参之以九脏之动，了然胸次，无或逆施者，盖得其始生之序如此。

《太上内观经》曰：一月为胞，精血凝也。二月为胎，形兆胚也。三月阳神为三魂，动以生也。四月阴灵为七魄，静镇形也。五月五行分五脏，以安神也。六月六律定六腑，用滋灵也。七月七情开七窍，通光明也。八月八景神具，济真灵也。九月宫室罗布，以定精也。十月气足，万象成也。此之谓自然之序。周官疾医，两之以九窍之变，参之以九脏之动。盖阳窍七，阴窍二，九窍也。形脏四，神脏五，九脏也。两之者以阴阳上下，参之者以阴阳冲气。观妙之士，达生化之理，又参两九窍九藏之变动，了然如龟卜筹算，秋澄莹鉴于胸中，无或逆施而倒置，其得始生之序，可谓至矣。

---

① 一月血凝，二月胚兆……宫室罗布，气足象成：此句语本《太上老君内观经》。

扶真翼正章第五

【点评】翼，即帮助。扶真翼正，即扶助正气。本章认为，胎儿即使在母体之中，亦会受到外界环境的影响，故需早扶其正气，用真、善、美的事物加以陶冶，进行胎教。本章是较早的专门论述胎教的文献，其认知对后世妇儿理论的发展有重要影响，其胎教的方法在今天亦有现实指导意义。

泥在钧①，金在镕②，惟陶冶所成。子之在母，岂无待而然耶。

泥之在钧，惟陶之所为。金之在镕，惟冶之所制。故泥金之方圆小大，顾陶冶而成之者如何尔。子之在母，亦如是也。为之训迪，为之挑达，外象内感，使之贤明而寿考，亦在母而已。岂无待而然耶。

盖专精孕气，大钧③赋形。有人之形，不能无人之情。彼其视听言动，好憎欲恶，虽冥于隐默之中，而美恶特未定也。善母道者，引而发之，若为之训迪④，若为之挑达⑤，彼将因物而迁，因形而革，有不期然而然者。

浑沦未分，化原初肇，气充于中，孕之者专精也。形成于外，赋之者大钧也。有人之形，斯有视听言动之异，有人之情，斯有好憎欲恶之殊。虽浑沦之际，独冥于隐默之中，而其道已行矣。然而虚而感，感而变，则若美若恶，特未定也。为母道者，必有以引而发之。

----

① 钧：制陶器所用的转轮。
② 镕：铸金属器的模型。
③ 大钧：天或自然。
④ 训迪：教诲启迪。
⑤ 挑达：往来相见貌，此处为母子互动。

为之训迪，以道其善。为之挑达，以启其真。彼虽冥于隐默之中，将因物而迁，因形而革，有不期然而然者矣。

故示以贤人君子，使之知所以好德。示以礼法度数，使之知所以制心。扬之以声音之和，则若琴瑟钟鼓者，欲其厌足于耳。作之以刚毅之气，则若犀象军旅者，欲其感动于目。观圭璧珠玉，则取夫阴阳之至精。诵诗书箴诫，则取夫言语之至正者。以至调心神，和情性，戒喜怒，节嗜欲，是皆因物随感，有益于得者也。

胚浑兆象，虽冥于隐默之中，而其耳目心智已备，而神者受之矣。故可以好德制心，厌耳感目，调神而和性，使之先得于自然无间之际，固不待于人道之分而后知也。贤人君子，德行可观也。故示以贤人君子，使之知所以好德。礼法度数，人之防范也。故示之以礼法度数，使之知所以制心。使之耳所闻者无淫哇，故扬之以声音之和，则若琴瑟钟鼓者，欲其厌足于耳。使之目所视者无狭隘，故作之以刚毅之气，则若犀象军旅者，欲其感动于目。观阴阳之至精，足以成纯粹之美。听言语之至正，足以格中正之道。以至调心神而使之不乱，和性情而使之不乖，戒喜怒使之无遇，节嗜欲使之无贪，是皆因物随感，有益于得者如此。此所以生子皆良也。

若乃人有残废，物有丑恶，鸟兽之有毒怪者，则欲其勿见。若形不全，割①有不正，味有异常者，则欲其勿食。是又防闲忌慎，无所不用其至。夫其在母也如此，则居然而生，明智而忠厚，端庄而好德，美好而寿考，无足怪矣。是谓外象而内感也。昔太任之妊文王，目不视恶色，耳不听淫声，口不出敖言②，而世传胎教者以此。

胎神内照，无不通也。以丑观者以丑见，以妍观者以妍见。人有

---

① 割：屠宰。
② 敖言：傲慢的话。

残废，若喑聋跛躄之类是也。物有丑恶，若犬赤股，羊冷毛之类是也。鸟兽之有毒怪者，若蛇虺众首一身之类是也。凡此欲其勿见，见则有感其象之不善者矣。形有不全，若兔之不合其喙也。割有不正，若贵骨贱骨之失其当也。味有异常，若熊蹯鼋羹之异馔也。凡此欲其勿食，食则有感其气之不善者矣。其防闲忌慎如此，而生理不全者，未之有也。其在母也，好德制心，厌耳感目，凡人之所美者无不集，残废，丑恶，毒怪，不全不正，异常，凡所谓不善者无不禁，彼其所以胎教者如此其至。及其居然而生，必明智而忠厚，端庄而好德，美好而寿考，五常备而九德全，神明之容，和气充焉，而无不完，其外象而内感，使之然矣。昔太任上有思齐之道，下有思媚之义，为人母尽母道，为人妇尽妇道，故其妊文王也，目不视恶色，无非正色也。耳不听淫声，无非正声也。口不出敖言，无非正言也。以是内感，故文王之生，在母不烦，在傅不勤，无然歆羡，无然畔援，诞先登于岸。至于成思齐之所以圣，岂无得而然哉。此后世所以传胎教之道欤。

和调滋育章第六

【点评】和调滋育，即通过饮食与药物的调和以滋育胎儿。本章认为，孕妇健康之时，要通过饮食物的调和来滋养胎儿，其中特别根据逐月养胎理论，提出不同月份需要食用的食物。孕妇疾病之时则需以药物及时治疗，母健方能子安。

食气于母，所以养其形。食味于母，所以养其精。形精资育，气味为本，岂无时数之宜哉。

天有五气，母食之矣，而胎又食气于母，所以养其形也。地有五味，母食之矣，而胎又食味于母，所以养其精也。形充于外，生成之质全。精复于中，性命之理具。其于五气五味，皆资以为本，食而养之，时数之宜，可不循哉。

原四时之化，始于木也。十二经之养，始于肝也。滋肝之经，足厥阴之脉也。自厥阴次之，至于太阳，自一月积之，至于十月。五行相生之气，天地相合之数，举在于是。然手少阴、太阳之经，无所专养者，以君主之官，无为而已。是皆母之真气，子之所赖以养形者也。

帝出乎震，于时为春。木之盛德，四时之首也，故四时之化始于木。厥阴在足，于五行为本。肝之在藏，十二经之所出也，故十二经之养始于肝。由一月、二月，始于足厥阴、少阳肝之经。至九月、十月，次于足少阴、太阳肾之经。其间手心主而至脾之土，脾之土而至肺之金，肺之金而至肾之水，此自厥阴次之，至于太阳，为五行相生之气者如此。自一月之始膏，终于十月之诸神备。男自巳左旋至寅，女自巳右旋至申，凡十月也。天数五，地数五，五位相得而各有合，此自一月积之，至十月为天地相合之数者如此。经有十二而月止于十，则以手少阴、太阳心之经无所专养故也。所以无所专养，则以心为君主之官，君之所养也，不待专养，而养之道得于无为而已。此皆母之真气，子之所赖以养者也。盖食气于母，以养其形者如此。

若夫胚膏①之始，食必甘美，欲扶其柔脆。味必忌辛，惧散其凝聚。既胎之后，食粳稻鱼雁于四月，以通水精之成血。食稻麦牛羊于五月，以助火精之成气。食猛鸷②于六月，以强金精之成筋。食粳稻

---

① 胚膏：胚胎。
② 猛鸷：猛禽之类。

于七月，以坚木精之成骨。八月、九月受土石之精，以成肤革皮毛，则形已备矣。饮醴食甘，辅其中和而已。是皆天地动植之产，子之所赖以养精者也。

孙思邈有言：一月名始胚，二月名始膏。当胚膏之始，真气方构，如桃花凝露，其柔脆易以坏也。故食甘美助中和之气，以助其成焉。其凝聚易以散也，故忌食辛，辛之味以发散为事故也。当既胎之后，二气既凝，如泥在钧，如金在熔，坯象立极，既有质矣。方水精成血于四月也，食粳稻鱼雁。粳稻则性宜下湿，鱼雁亦水物也，以通水精，岂不宜哉。方火精成气于五月也，食稻麦牛羊。麦，火谷；羊，火畜。稻，济火者也。牛，相火者也，以助火精，岂不宜哉。方金精成筋于六月也，必食猛鸷者，鸷，鹰隼之类；猛，虎豹之类，皆利杀，金类也。于以强金精，岂不宜哉。方木精成骨于七月也，必食粳稻者，粳稻味苦，可用以坚，于以坚木精宜矣。其在八月则受土精以成肤革，其在九月则受石精以成皮毛。肾有一水一石，故土精冲和也，石精元气也，冲和之气在焉。醴也，甘也，皆中和之味。于是饮醴食甘，以辅其中和而已。凡此皆天地动植之产，子之所赖以养精者也。盖食味于母，以养其精者如此。

气味之养，和理钟萃①，深根固蒂，其道出焉。虽或气有不调，药石以攻而子不受弊者，有业故也。

食气于母，既有以养其形。食味于母，又有以养其精。气味交养，形精交感，和理钟萃于一性之中，其根深矣。植乎下者强，其蒂固矣。首乎上者定，一阴一阳之道，于是出焉。夫如是则虽其母或气有不调，药石以攻，而业子安于胎，初无受弊之患矣。岂不以平居暇预，养其形精如此之至乎。

———————

① 钟萃：汇集。

或者以妊娠毋治，有伤胎破血之论。夫岂知邪气暴戾，正气衰微，苟执方无权①，纵而勿药，则母将羸弱，子安能保？上古圣人谓：重身毒之，有故无殒，衰其太半而止。盖药之性味，本以疗疾，诚能处以中庸，与疾适当，且知半而止之，亦何疑于攻治哉！

谓妊娠有疾者，治之有伤胎破血之虞，岂知权哉。盖攻之于此，非惟治妊娠之病，必有安胎养血之道焉。病去胎安，何伤于治。苟惟执方无权，纵而勿药，则邪气日盛，正气日衰。邪气盛而母殒，母殒而子安能保哉。黄帝问曰：妇人重身，毒之何如？岐伯曰：有故无殒。帝曰：愿闻其故，何谓也？岐伯曰：大积大聚，其可犯也，衰其大半而止。岂不以审药之性味，明治疗之方，处以中庸，与疾适当，知半而止之，勿过而余，则何疑于攻治哉。

又况胎胞所系，本于生气之原，而食饮与药，入于口而聚于胃，胃分气味，散于五脏，苟非大毒駃剂②，岂能遽③达于胞胎耶。所谓毋治则过矣。

人之食饮与药，入于口而聚于胃。胃围天五，分散气味，而播于脏腑诸脉，其气味之及于胞胎也远矣。自非有大毒駃剂，岂能遽然洞达于胞胎之重围哉。以谓毋治，其过也明矣。

---

① 执方无权：按照常规，不知权变。
② 駃剂：即攻逐之剂。駃，通"快"。
③ 遽：就，竟。

卷之三·慈幼篇

【点评】慈幼，即爱怜幼儿。本篇主要论述了婴幼儿养育的问题，内容包含保卫鞠育章、乳哺襁褓章、形气变成章、稽原疾证章四章。各章分别论述了婴儿初生的保护养育之法，婴儿哺乳与襁褓护持的注意事项，婴幼儿生长发育过程中的变蒸问题，婴幼儿疾病的原因与治疗原则等。本篇对婴儿初生护育的"革污秽、助不足、养冲和"三法与婴儿养育如何做到"乳哺欲其有节，襁褓欲其有宜"的论述非常详尽，今天仍具有现实操作性。而在婴幼儿疾病治疗中，提出既不能"任其自然，失病之机"，亦不能"过于救治"，要"防微杜渐"，今天仍有重要的指导意义。但其对变蒸问题的认识，可能需要联系现代临床实际，进一步思考与澄清。

养长易，养幼难。帝仁如天，而不遗微小，其于幼者慈之如父母。是以保生养体，顺化痧诊之方，皆勒诸琬琰，以昭示天下，无一不被其泽，斯仁民之悉也。

保卫鞠育章第一

【点评】鞠育，即养育。保卫鞠育，即保护养育。本章详尽论述了保护养育婴儿初生之"革污秽、助不足、养冲和"等法，同时认为婴儿禀赋有异，地之南北有别，保护养育之法亦要因人、因地而异。

五行孕秀，有春夏秋冬异宜者，五形有殊相①也。阴阳委和，有骨筋气血不同者，五态②有殊气也。

五行播于四时，人禀之为五形。春木属震，震为足。夏火属离，离为目。秋金属兑，兑为口。冬水属坎，坎为耳。长夏属坤，坤为腹。此五行之异宜者，五形之有殊相也。方阴阳委和于一身，人禀之为五态。故厥阴生筋，容动于目。太阳生骨，容动于耳。阳明生气，容动于鼻。少阳生血，容动于舌。太阴生肉，容动于口。此阴阳之不同者，五态之有殊气也。

夫始生而蒙③，冲和均禀。五行阴阳，形态潜异。盖母气胎育有盛衰虚实，其在子也，固有刚柔勇怯之异。是以婴儿初举④，污秽欲其荡涤，不足欲其辅翼，冲和欲其保全。

自其同者视之，始生而蒙，冲和均禀。自其异者视之，五行阴阳，形态潜异。即其同而观其异，则母之胎气，有盛有衰，有虚有实，所孕不同也。其在子也，有刚柔之体，有勇怯之气，所受不同也。夫如是，故婴儿初举，污秽欲其荡涤，清其神也。不足欲其辅翼，全其真也。冲和欲其保全，实其气也。清其神，全其真，实其气，所以调刚柔勇怯之异。

如恶血未纳⑤，拭以绵指。吞而在胸膈者，吐以甘草。入而在腹

---

① 五形有殊相：一年五时之时空景象各不相同。
② 五态：人之形体。
③ 蒙：蒙昧幼稚。
④ 举：出生。
⑤ 恶血未纳：小儿新生口舌中有未取出之青泥恶血。纳，取。

中者，利以黄连、汞粉，皆所以革污秽也。啼声不发，呵①脐以温之，甚者灸炳以攻之，皆所以助不足也。卫囟之天五②，杜风池之邪。浴之以通血脉，哺之以助谷神，皆所以养冲和也。

儿生口中舌上有青泥恶血，谓之玉衔。若不急拭，啼声一发，即入腹成百病矣。所以恶血未纳，拭以绵指也。恶血之吞在胸膈者，当吐以甘草。入在腹中者，当利以黄连、汞粉。惟吐与利，期恶血之必去，惧百病之成也，所谓革污秽者如此。啼声不发者，由难产少气也。呵脐至百度，所以补乏而召和也。甚者因之以灸炳，所以温中而召阳也，所谓助不足者如此。囟门者，在天庭之上，天五之气充焉，性命之府也，故在乎卫之。风池者，在头项筋两辕之间，风邪之气入焉，疾病之源也，故在乎杜之。浴之之法，用桃李梅根，所以去不祥而通血脉。哺之法，十日如枣核，二十日倍之，五十日如弹丸，所以开肠胃而助谷神，所谓养冲和者如此。

三者③保子之常法。然同为吐利，而吐利有轻重；同为灸炳，而灸炳有多寡。或先吐利，必使污秽毕除；或先灸炳，必使疾疢不作。然后真气自育，彼其缓急先后之序，随时变通，不可泥于一曲④也。

同为吐利，而吐利有轻重者，视恶血之多少。同为灸炳，而灸炳有多寡者，视血气之盛衰。或先吐利，必使污秽毕除者，恶血积多，故先吐利也。或先灸炳，必使疾疢不作者，禀气衰少，故先灸炳也。彼其缓急先后，随时变通，而不可泥于一曲如此者，以所孕者有盛衰虚实之不同，所受者有刚柔勇怯之不一尔。

---

① 呵：以口哈气。
② 天五：脾胃冲和之气。
③ 三者：前文所指革污秽、助不足、养冲和三者。
④ 一曲：犹一隅。曲，局部，片面。

前世之书，执小儿气盛之论者，不知阳中之有阴，而专于吐利①。执河北关中地寒之论者，不知南北之异，而专于灸焫。或以谓六岁为儿，而婴孺之病无承据②，不知荣卫血气有生皆全也。或以谓小儿脉候多端，与老壮有殊，不知脏腑呼吸，有形皆同也。

医者意也，庸可执乎。孙思邈尝谓：小儿初生，生气尚盛，但有微恶，则须下，无所损。故有执小儿气盛之论者，一于吐利，而不知小儿虽有纯阳，而阳中有阴。孙思邈又谓：河北关中土地多寒，儿喜病痉。其儿生三日，多逆灸以防之。故有执河北关中地寒之论者，一于灸焫，而不知所居有南北之异。《小品方》云：凡人年六岁以上为小，十六岁已上为少，三十岁已上为壮，五十岁已上为老。其六岁已下，经所不载。所以乳下婴儿有病难治者，皆为无所承据也。或泥于此者，不知婴儿虽幼，其血荣气卫，有生皆全也。知其皆全，则虽六岁已下无所承据，岂得不以理而治乎。小儿脉气弦急则气缠，脉缓则不消乳，紧数则与形相称，虚濡则上虚邪。与老壮之脉不同者，或泥于此者，不知婴孩虽幼，其五脏六腑，呼吸盈虚，有形皆同也。知其皆同，则虽治婴孩，当法老壮。孙思邈曰：小儿与大人不殊，唯用药有多少为异者此也。

通识之士，必察刚柔勇怯之所以异。视其污秽，无惮于吐利。视其虚弱，无惮于灸焫。审乎五形，适以寒温之宜。审乎五态，道③以阴阳之平。病之轻重缓急，随证以治之，不必蔽于难治也。脉之长短迟速，因形以别之，不必拘于至数也。明乎此，则慈幼之道，其庶④乎！

---

① 专于吐利：只用吐利之法。下文"专于灸焫"义近。
② 承据：即治疗的依据。
③ 道：通"导"。
④ 庶：庶几，差不多。

通识之士，不蔽于一曲，故必察刚柔勇怯之所以异。视其污秽，吐利可也。若无污秽，何吐利之有乎。视其虚弱，灸焫可也。若无虚弱，何灸焫之有乎。五形生于五行，其候不同也，当适寒温之宜。五态出于阴阳，其变不同也，当导以阴阳之平。病之轻者不重治，病之急者不缓治，顾其色脉之证何如尔，岂蔽于难治哉。脉之长者，别以短；脉之迟者，别以速。顾其往来之形如何尔，岂拘于至数哉。苟能明乎此，慈幼之道得矣。

乳哺襁褓章第二

【点评】乳哺襁褓，即哺乳与襁褓护持。本章在乳哺与襁褓的问题上，提出"乳哺欲其有节，襁褓欲其有宜"的原则，并详尽论述了婴儿哺乳与襁褓护持的具体注意事项。尤其提出欲要婴儿健康成长，须其经历风日，不可护持过度，否则便可能如"阴地草木"而未秋摇落。

人之初生，胃气未固，肤革未成，乳饮易伤，风邪易入。乳哺欲其有节，襁褓①欲其有宜。则达其饥饱，察其强弱，适其秾薄②，循其寒燠③者，盖有道矣。

厥初生民，元气始于天一，冲气成于天五，至于天五而生理具矣。然胃气虽冲而未固，肤革虽形而未成。未固则乳饮易以伤，未成则风邪易以入，其于乳哺襁褓，宜深察而戒之也。于是达其饥饱，察

---

① 襁褓：婴儿的包被。
② 秾薄：食饮的稠薄。秾，通"浓"。
③ 寒燠：寒热。

其强弱，以为乳哺之节。适其秾薄，循其寒燠，以为襁褓之宜。乳哺有节，襁褓有宜，则乳饮无自而伤，风邪无自而入矣。

是以论乳者，夏不欲热，热则致呕逆。冬不欲寒，寒则致咳痢。母不欲怒，怒则令上气颠①狂。母不欲醉，醉则令身热腹满。母方吐下而乳，则致虚羸。母有积热而乳，则变黄不能食。新房而乳，则瘦瘁交胫②不能行。

胎之在母，资血以生。子之在母，资乳以成。夏而热乳，是谓重热，重热则偏阳而呕逆。冬而寒乳，是谓重寒，重寒则偏阴而咳痢。怒则毗阳，故其子上气癫狂。醉则发阳，故其子身热腹满。母方吐下则中虚，故能致虚羸。母有积热，是赤黄为热也，故能致变黄不能食。新房则劳伤，故能致瘦瘁交胫不能行。不能行者，骨不成也。肾主骨，劳伤在肾也。是皆母能令子虚，各以类至者如此。

论襁褓者，衣欲旧帛，绵欲故絮，非唯恶于新燠也，亦资父母之余气以致养焉。重衣温厚，帷帐周密，则减损之。苟为不然，伤皮肤，害血脉，疮疡发黄，是生多疾，皆不可不察也。

旧衣故絮，取柔也，亦资父母之余气也。孙思邈云：生儿宜用其父故衣裹之，生女宜用其母故衣裹之，皆勿用新帛为善。又曰：当以故絮衣，勿用新帛绵也。儿生气既盛，纯阳也。苟重衣帏帐，适以增疾。是以伤皮肤，害血脉，发杂疮而黄，皆由纯阳，加厚衣以燠之也。由是言之，襁褓之道，不可不察。

然论乳者，又有用哺之法。盖哺所以赖谷气也。始生三日用饮，过三日用哺。哺之多少，量日以为则。如是则五脏得所养，而胃气壮矣。论襁褓者，又有去寒就温之法。方天和无风之时，携持保抱，嬉

---

① 颠：同"癫"。
② 交胫：胫部弯曲相交，类似于西医学"X"型腿。

戏日中，如是则血凝气刚，骨骼成就。

儿生而乳，又有用哺之法者，所以养五脏而壮胃气。儿生而襁褓，又有去寒就温之法者，所以助血气而成骨骼。新生三日，研米作饮，日三咽之。至七日与哺。此始生三日用饮，遇三日用哺也。哺之法，十日如枣核，二十日倍之，五十日如弹丸，此哺之多少，量日以为则也。如此则五脏得所养，而胃气壮矣。天和无风，顺天时也。携持保抱，须人力也。假日之烜，以为温养之道，此所以血凝气刚，则骨成骼就。

观夫阴地草木，以其不历风日，故盛夏柔脆，未秋摇落，而鲜克①有立，况于人乎？圣人论食饮有节，起居有常，矧②婴儿者其肉脆，其血少，其气弱，乳哺襁褓，庸可忽诸？

养长之道易，养幼之道难。盖婴儿之生，蒙而未明，稚而未壮，胃气未固，肤革未成。苟于此时不能生而乳，乳而哺，辅谷神之有渐，生而襁褓，襁褓而去寒就温，调血气之有伦，曾何异阴地之草木哉。处阴居湿，无风动日煖之气，故枝叶虽茂，盛夏柔脆，未秋摇落，其克有立者鲜矣。圣人者，体神明之道，达性命之理，宜若无待于外养矣。尚且饮食有节，起居有常，又况婴儿，其肉脆，其血少，其气弱，有待于人者为多，其于乳哺襁褓，宜何如哉。

形气变成章第三

【点评】形气变成，即婴儿到幼儿形与气的变化与成长。本章

---

① 鲜克：很少能够。
② 矧：况且。

重点论述了变蒸的问题。古人认为婴幼儿在成长过程中会出现定期发热的情况，并认为这属于正常的生理现象，不应过治。现代儿科学并没有发现属于生理性的婴幼儿定期发热的现象，有慢性扁桃体炎的患儿确实会出现定期的发热，但那是疾病所致。所以"变蒸"的问题今天还应该继续思考与认识。无论如何，其提出的婴幼儿发热不应过治的思想在今天仍然具有重要的临床指导意义。

天有精，地有形，形精相感而化生万物。故曰：天地者，万物之父母也。天为阳，地为阴。水为阴，火为阳。阴阳者，血气之男女。水火者，阴阳之证^①兆。

天降精以有覆，地立形以有载。形精相感而生生化化，此天地之所以能为万物之父母也。书言惟天地万物父母，凡以此尔。清阳上天，浊阴归地。故天为阳，地为阴。水寒而静，火热而躁，故水为阴，火为阳。天地也，水火也，虽则不同，其丽于阴阳则一也。有男女，然后物有所生，血气以阴阳为男女，则血气自阴阳而有生矣。有征兆，然后物有所形，阴阳以水火为证兆，则阴阳自水火而有形矣。

惟水火既济，血气变革^②，然后刚柔有体，而质形立焉。造化炉锤，间不能外^③，是以成物。兹婴孺始生，有变蒸^④之理也。

上水下火，两者相逮，此水火之既济也。水为血，火为气。水火既济，则血气为之日改月化而变革矣。夫然后得乎阳者其体刚，得乎阴者其体柔，既已有体，而声色貌象之形质立矣。天地水火血气，皆

---

① 证：通"徵"，征兆。
② 变革：言血气推陈致新，日日变化之貌。
③ 间不能外：顷刻也不能例外。
④ 变蒸：婴幼儿生长发育过程中定期发热的现象，古人认为是正常的生理现象。

丽于阴阳，则阴阳之为用也大矣。造化炉锤，所以成物，不能外是。故人之始生，血微气弱而为婴孩者，亦以此而有变蒸之理。凡以阴阳形气推移，不可不察也。

原受气之初，由胚胎而有血脉，由血脉而成形体，由形体而能动，由动而筋骨立。以致毛发生而脏腑具。谷气入胃而百神备，是乃具体未形①，有常不变之时也。若夫萌区②有状，留动而生。血脉未荣，五脏未固，尚资阴阳之气，水火之济，甄陶③以成，非道之自然，以变为常者哉。

受气之初，胚浑之始也。一月始胚，二月始膏，三月胞，四月而形体成，五月而能动，六月而筋骨立，七月而毛发生，八月而脏腑具，九月而谷气入胃，十月而百神备。凡此具体未形，有常不变之时也。殆夫萌区有状，留动而生，则百体外著。昔之血脉兆而未形，今则形而未荣。昔之五脏具而未成，今则成而未固，将欲充其成而至于固，充其形而至于荣，其在造化炉锤之间，资阴阳之气，水火之济，犹泥之在钧，得甄而后成。凡此所谓道之自然，以变为常者也。

儿生三十二日一变，六十四日再变且蒸。变者上气④，蒸者体热⑤。上气则以五脏改易，气皆上朝，脏真高于肺，而肺主气故尔。体热则以血脉敷荣，阳方外固，阳在外为阴之使故尔。积二百八十八日九变，三百二十日十变且蒸，是之谓小蒸毕。后六十四日一大蒸，积二百五十六日大蒸毕，凡五百七十六日变蒸数足，形气成就，每经一变，则情态异常。

---

① 具体未形：具有形体，但尚未为人。
② 萌区：萌，草木初生的芽；区，小貌。
③ 甄陶：烧制瓦器。此处喻婴幼儿之变蒸犹如烧制瓦器。
④ 上气：气喘。
⑤ 体热：发热。

唯以变为常，故造化于人有变蒸焉。变者上气，蒸者体热。五脏改易，气皆上朝，脏真高于肺，而肺主气，故上气为变之候。血脉敷荣，阳方外固，阳在外为阴之使，故体热为蒸之候。儿生三十二日一变，必三十二者，盖受气始于肝。肝，七数也。四八为一变，成八得四而治故也。一变上气而不体热，再变且蒸，体热而上气。九十六日一变，犹初变也。一百二十八日四变，犹再变也。自此以往，积三百二十日，凡十变五蒸，穷天地之数而一小蒸毕。其后六十四日一大蒸，蒸后六十四日复大蒸，蒸后一百二十八日复大蒸，积二百五十六日而大蒸毕。凡五百七十六日变蒸数足，形气成就，每经一变，荣其血脉，改其五脏，则情态异常。故或能咳笑，或成机关，或能匍匐，或欲学语，或亭亭然。每变愈上，而道貌天形充矣。此有生之后变化之机也。

盖天有五行御五位，以生寒暑燥湿风。人有五脏化五气，以生喜怒悲忧恐。七情之生，得非成于变蒸之后耶？其候有轻重，其时有远近，轻者体热微汗，时有惊候，耳与后阴，所会皆冷。重者壮热而脉乱，或乱或否①，此其候也。平者五日而衰，远者十日而衰矣。先期后日，后之五日、为②十日之中，热乃除，此其时也。

五行，金木水火土也。五位，前后左右中也。水位于后，是生寒气。火位于前，是生暑气。金位于右，于是为燥。土位于中，于是为湿。木位于左，于是为风。此天下有五行御五位，以生寒暑燥湿风也。五脏，肝心脾肺肾也。五气，寒暑燥湿风也。心化于暑而生喜，肝化于风而生怒，脾化于湿而生思，肺化于燥而生悲忧，肾化于寒而生恐。此人有五脏，化五气以生喜怒悲忧恐也。变蒸之后，化生七

---

① 或乱或否：当作"或汗或否"。《诸病源候论·卷之四十五》，其作"或汗或不汗"，此处误。

② 为：或。

情。七情化生，岂无得而然耶，亦本于五行而已。然变蒸有轻重，其时有远近。体热微汗，似有惊候。耳与后阴，所会皆冷，所谓轻也。壮热脉乱，不特体热而已，或汗或否，不特微汗而已，所谓重也。五日而衰者平，十日而衰者远。候有轻重，时有远近，皆以其体之盛衰虚实而然也。

当是时，务致和平，不欲惊扰，灸刺汤剂，皆非所宜。或先变而热作，或后蒸而未解，则治之当如成法。或变蒸之中，加以时行温病，与夫非变蒸而得天行者，其诊大率相类，惟耳及阴后所会皆热为异尔。学者可不审焉！

当变蒸之时，务致和平。不欲惊扰，惊扰则是谓怛化，灸刺汤剂皆惊扰之类。先变而热作者，谓变期而热者也。后蒸而未解者，谓违日数而不歇者也。凡此当治如成法者，如方所具之法也。变蒸之中，加以时行温病者，上气体热，加以变蒸也。非变蒸而得天行者，上气体热，同于变蒸也。若是二者，诊虽相类，而耳及后阴所会，皆热为异尔。即其同而辨其异，岂蔽于一曲者能若是乎。

稽原疾证章第四

【点评】稽原，即考证探原。稽原疾证，即对婴幼儿病证进行考证探原。本章论述了婴幼儿疾病的发病原因与治疗原则，并认为婴儿生病后，既不能失治，亦不能过治，重在防微杜渐，防其加重。

婴孩气专志一，终日号而嗌不嗄①，和之至也。然五脏未定，虽

---

① 嗄：声音嘶哑。

微①喜怒嗜欲之伤，然风雨寒暑，饮食居处，易以生患。故外邪袭虚，入为诸风②。肥甘之过，积为疳黄③。襁褓不慎，则肤腠受邪而寒热。出处不时，则精神不守而客忤④。蕴热而班毒⑤，积冷而夜啼，皆阴阳之寇，甚于刚壮者也。

人受中和以成，而婴儿则纯而未散，故气专而无所杂，志一而无二适。终日号而嗌不嘎，则中脏至和而无乖也。脏腑冲融而未凝，故五脏未定也。七情未发于中，故微喜怒嗜欲之伤。起处惟资于人，故风雨寒暑，饮食居处，易以生患。惟易以生患，故衣暖汗出，腠理俱虚，此外邪之所以入也。食肥饮甘，积于脾胃，此诸疳之所以作也。襁褓致慎，则血凝气刚，肌肉牢密，堪耐寒风，不致疾病，何寒热之有乎。惟襁褓不慎，则肤腠受邪而寒热也。出处有时，则不伤牛马，不历鬼神，不冒粗恶，不暴乳气，何客忤之有乎。惟出处不时，则精神失守而客忤也。冒时行疾疫，则患班毒。时行疾疫，蕴热故也。胎寒腹痛，则患惊啼。胎寒腹痛，积冷故也。夫如是则阴阳之寇，得以伤之，甚于刚强壮大之人也。

况根于中者，与生俱生⑥。如母惊伤胎，生而癫疾。肾气不成，生而解颅。风热伤胎，生而口噤。风冷伤胎，生而躯⑦啼。纳汗⑧之为血癖也，胎弱之为诸痫也。率由孕育之初，殆非一朝一夕之故。是以善保赤子，治法尤详。

子之在母，胎养失节，故其生也病生焉。母惊伤胎，狂阳积也，

---

① 微：少也。
② 外邪袭虚，入为诸风：指婴儿感受外邪，易内入成惊风之疾。
③ 疳黄：因疳积而面黄。
④ 客忤：婴儿受外界惊吓而出现面色青黄、口吐白沫、腹部疼痛等症状。
⑤ 班毒：班，同"斑"。斑毒为热毒蕴积，发于肌肉起赤斑者。
⑥ 与生俱生：与生俱来的疾病。
⑦ 躯：曲身。
⑧ 纳汗：陆本作"纳污"，应是。"污"与"汗"形近而误。

故生而癫疾。肾气不成，元气绝而冲气伤也，故生而解颅。颅，二气所属焉。风热伤胎，心气过也，故生而口噤。风冷伤胎，客气逆也，故生而躯啼。汗，血汗也。纳汗于膈而为血癖。胎弱气血微也，受胎之微虚而为诸痫。凡此皆由孕育之初，邪气回薄，日复一日，结根盘固，驯至之渐。至于若是，善保赤子者，其于治法，尤致其详焉。

吐、下、灸、刺，熨、浴、粉、摩，泛应而机随。若病在胸中，秽汁既吞，必吐而愈。病在肠中，乳哺不进，必下而愈。重腭重龈①，治以微针。暴痫身直，治以灸炳。熨风池以泄微邪，浴皮肤以散寒热。摩匈②以通鼻塞，粉汗以密腠理③。至若重舌④之膜，断之以爪。邪疠之气，禳⑤以祝由。

小儿之病不一，良工之治亦异。是以吐、下、灸、刺、熨、浴、粉、摩数者，泛应而机随，顾其病如何尔。青泥恶血，谓之玉衔。吞于胸中，昏愦神智，必以甘草汤吐之。痰饮为癖，谓之痰癖。结于胸中，乳哺不进者，必以紫丸下之。重腭重龈，治以微针者，有著颊里及上腭如垂痈，有胀起者名重腭。有著齿龈如垂痈，有胀起者名重龈。可以绵缠长针，留刃如粟，刺去血则愈也。暴痫身直，治以灸炳者，暴痫身直而不俯，当灸太仓。风池在项筋两辕之间，风邪之所出入也，故熨之以泄微邪。皮肤，表也，寒热之所易候也，故浴之以散寒热。摩胸以通鼻塞者，胸围冲气而鼻通焉故也。粉汗以密腠理者，汗则腠理开故也。重舌之膜，令儿言语不发，可以爪摘断之也。故重舌之膜，断之以爪。邪疠之气，将耗真元。则有梁尘户上之祝，所以

① 重腭重龈：重腭，颊里及上腭肿起有物；重龈，齿龈上肿起有物。
② 匈：通"胸"。
③ 粉汗以密腠理：有发汗后汗出不止者，以药粉扑身而止汗。
④ 重舌：舌下血脉肿胀，状似又生小舌的病症。
⑤ 禳：向鬼神祈祷除邪消灾。

禳之，故邪疠之气，禳以祝由。凡此其治之端不一也。

　　盖稚弱感疾，易于滋蔓。推恻怛之心者，要在防微杜渐，故无所不用其至也。彼拘于无治，或欲如田舍儿①，任其自然，未免为失病之机。过于救治，或欲不问春夏，荡以駃剂，未免有汤液之伤，是皆一偏之蔽，非知治之大体也。

　　稚弱者，血气未刚，肌肤未凝，风邪易以入，沴气易以伤，故感疾易于滋蔓也。惟仁者推恻隐之心，求以治之，故防微杜渐，无所不用其至焉。孙思邈云：人不详南北之殊，便按方而用之，是以多害小儿也。所以田舍小儿，任其自然，皆无得而有夭横。后人因之，拘于无治，故失病之机。小儿初病，宜明诊候之方，适春夏之宜，审虚实之证，随其所患而治之。苟过于救治，不问春夏，荡以駃剂，有汤液之伤。凡此皆不得中道，蔽于一偏之过也。是岂知治之大体，在乎知病之机，适时之宜哉。

---

　　① 田舍儿：农家儿。

卷之四·达道篇

【点评】达道，即通达天人之道。本篇主要论述了诊法问题，内容包含洞化知体章、察色精微章、持脉虚静章、候气守经章四章。各章分别论述了以洞察天道地理的变化为本，再辅以察人体生理之常，精神心理之变等诊法的基本准则；四时五脏常色与病色、五色主病等面部色诊的主要内容；以四时脉为基、以胃气为本、持脉虚静、诊法常以平旦等脉诊基本原则；观测十二经脉气血有余不足及运行状况对诊治疾病的重要意义等。尤其是其以"镜之虚"与"水之静"为例，论述为什么持脉要"致虚守静"，是对《素问·脉要精微论》"持脉有道，虚静为保"的重要发挥。而其借鉴《庄子·养生主》理论，提出望诊的至高境界是"以神遇而不以目视"，则进一步丰富了望诊理论。

一阴一阳之谓道，殆无往而勿存。降而在人，妙为精神，充为气体，著为声色，无非道也。以道之所寓而昭示天下，岂特使知存形穷生而已。

洞化知体章第一

【点评】洞化，即洞察变化；知体，即了解准则。洞化知体，即洞察变化，了解诊察疾病的基本准则。本章论述了诊察疾病的基本原则，即以洞察天道地理的变化为根本，再辅以察人体生理之常，精神心理之变。能明此者，可谓洞化知体矣。

人之精神与天地相为流通，出入升降，消息盈虚系焉。故耳目手足均一身也，而致用各异。十二经脉，皆荣卫也，而多寡不齐。温热凉寒有方，勇怯动静有变。

天有阴阳，地有水火，人有精神，其实一也。故人之精神，与天地相为流通。天地则有出入升降，则人之精神亦与之为出入升降。天地则有消息盈虚，则人之精神亦与之为消息盈虚。夫惟如此，故坎入一而为耳，离围二而为目。上丽者为手，下丽者为足，均围于一身也，而致用各异。属乎天者，三阳三阴，上丽乎手。属乎地者，三阴三阳，下丽乎足。皆为荣卫也，而多寡不齐。温热寒凉，其方之不同也。动静勇怯，其变之不一也。是皆出入升降，消息盈虚之所致也。

东南方阳也，阳精并于上。西北方阴也，阴精并于下。并于上则上明而下虚，故耳目虽明而手足不若右之为强。并于下则下盛而上虚，故手足虽强而耳目不若左之为明。兹耳目手足之异也。

温厚之气，始于东北，而盛于东南。严凝之气，始于西南，而盛于西北。故东南方阳也，西北方阴也。本乎天者亲上，本乎地者亲下，故阳精并于上，阴精并于下。人之一身，耳目为上，手足为下。故并于上则上明而下虚，故耳目聪明而手足不便也。并于下则下盛而上虚，故耳目不聪明而手足便也。

厥阴多血少气，少阴少血多气，太阴多气少血，三阴之常数，本乎地者如此。少阳少血多气，阳明多气多血，太阳多血少气，三阳之常数，本乎天者如此。兹十二经脉之异也。

血为阴，气为阳。血为荣，气为卫。荣卫阴阳，有自然之多少，非人为故也。用针者，随其多少而补泻之。厥阴多血少气，则泻血而补气。举此则凡三阴之常数本乎地者皆如此也。少阳少血多气，则泻气而补血，举此则凡三阳之常数，本乎天者皆如此也。

子，美①尽于西北，知西北之为阴。午，美极于东南，知东南之为阳。阳者其精降于下，阴者其精拱于上。阳精下降，故右热而左温②，阴精拱上，故左寒而右凉。岂不曰地有高下，气有温凉，高者气寒，下者气热耶？

杨雄曰：生阳莫如子，生阴莫如午。西北为子美尽矣，东南则午美极矣。东南方阳也，阳者其精降于下，故右热而左温。西北方阴也，阴者其精拱于上，故左寒而右凉。是以地有高下，气有温凉，高者气寒，下者气热。夫阳气生于东而盛于南，故东方温而南方热。阴气生于西而盛于北，故西方凉而北方寒。然东南西北左右异者，位于乾而面于巽也，是以不同也。

夜行则伤阴，故喘出于肾，其气伤肺。有所堕恐则伤血，故喘出于肝，其气伤脾。有所惊恐则伤气，故喘出于肺，其气害心。是时，勇者气行则已，怯者则著而为病。岂不曰人之惊恐、恚劳、动静，皆为之变耶？

夜者阴盛之时，于此而行则伤阴，故喘出于肾。肾者，阴之合也。堕则血脉不振，于此而恐则伤血，故喘出于肝。肝者，血之舍也。惊则心无所倚，神无所归，而气为之不守，此惊恐所以伤气，故喘出于肺，肺主气故尔。其气伤肺，其气伤脾，其气害心，是皆气之淫也。勇者气壮，故当是时气行则已。怯者气弱，故当是时著而为病也。《经脉别论》云：人之惊恐、恚劳、动静，皆为之变者以此。

---

① 美：极也。
② 右热而左温：面南而立是《内经》方位的基本出发点。面南而立则左东右西，前南后北。左温者，东在左故温；右热者，南在东之右而南方主热。下文"左寒而右凉"逻辑同。

洞达其然，故手足耳目，明邪之所感，则知俱感于邪，其在上则右甚，其在下则左甚也。于经脉得治病之序，则知气血常数，多寡盛衰，然后泻有余、补不足也。明温热凉寒之殊，则适①寒凉者必胀，适温热者必疮。下则胀已，汗则疮已。观人之勇怯，皮肤骨肉，故能知其情，以为诊法焉。

手足耳目俱感于邪，其在上则左轻而右甚，其在下则右轻而左甚。夫何故，上右下左，为阴阳不强之地，此天地阴阳所以不能全也。故邪居之，察阴阳上下左右之宜，故能别经脉得治病之序。是以气血常数，多寡盛衰，无不知焉。然后视其有余泻之，不足补之也。温热者毗于阳，寒凉者毗于阴，此二者之殊也。适凉寒者脾胃弱而虚，故必胀。适温热者血气盛而壅，故必疮。下则胀已，利其阴也。汗则疮已，泄其阳也。唯病既殊，此治法之所以不同。而又观人之勇怯，骨肉皮肤，能知其情以为诊法，其于得治病之序何加焉。

非惟是也。阴精所拱其人寿，阳精所降其人夭，则知西北之气散而寒之，东南之气收而温之。高者其气寿，下者其气夭，则知崇高之地为阴所胜，污下之地为阳所胜也。

阴方之地，阳不妄泄，寒气外持，邪不数中，而正气坚守，故寿延。阳方之地，阳气妄耗，发散无度，风湿数中，真气倾竭，故夭折。阴精所拱其人寿，阳精所降其人夭者此也。惟阴精所拱，故西北之人皮肤厚、腠理密，人皆食热而宜散宜寒。惟阳精所降，故东南之人皮肤疏、腠理开，人皆食冷而宜收宜温。阳胜者寿，阴胜者夭。高者其气寿，下者其气夭者此也。唯气寿则知崇高者，阴气治之。惟气夭则知污下者，阳气治之也。

形乐志苦者，病生于脉。形苦志乐者，病生于筋。形志皆乐者，

---

① 适：如果。

病生于肉。形志皆苦者，病生于咽嗌。在脉则治以灸刺，在筋则治以熨引，在肉则治以针石，在咽嗌则治以百药。

形乐者，无劳役，无劳役则筋骨平。志苦者，思虑深，思虑深则荣卫乖，故病生于脉。志乐者思虑省，思虑省则气脉缓。形苦者劳役甚，劳役甚则筋骨伤，故病生于筋。志乐形乐者，心神解缓而筋骨不劳，气道为之填塞，卫气为之怫结，而肉理相比，故病生于肉也。志苦形苦者，既劳于役，复结于思，则肝气并于脾，肝与胆合，嗌为之使，故病生于咽嗌。在脉治之以灸刺，欲补泻之得宜也。在筋治之以熨引，欲气通而和缓也。在肉治之以针石，欲其泄满而破结也。在嗌治之以百药，欲其通塞而治壅也。

夫命之寿夭，情之苦乐，岂无得而然哉？以至求气交①之分，知物生之所由；辨肥瘠之形，知荣卫之盛衰；问贵贱，知三诊②之妙。

命之寿夭，以阴阳之异。情之苦乐，以形志之殊，岂无自而然哉。《六微旨大论》云：何谓气交？曰：上下之位，气交之中，人之居也。天枢之上，天气为之；天枢之下，地气主之；气交之分，人气从之，万物由之。所谓求气交之分，知物生之所由者如此。其人肥则风气不得外泄，其人瘦则外泄而寒。或血旺而气实，或气弱而血竭，所谓辨肥瘠之形，知荣卫之盛衰者如此。尝贵后贱，虽不中邪，病从内生，名曰脱荣。故诊有三常，必问贵贱之宜，知三诊之妙者如此。

此古之治病者，所以明天道地理，阴阳更胜，气之先后，人之夭寿，生化之期，然后可以知人之形气。若夫不达贫富贵贱之所处，刚柔缓急之所禀，与夫寒温饮食之节，则适以自乱，而不足以自明尔。

---

① 气交：天地阴阳二气的交会。
② 三诊：即三常。《素问·疏五过论》："诊有三常，必问贵贱，封君败伤，及欲侯王。"

天道有盈虚，地理有高下。阳盛胜阴，阴盛胜阳。阳气先至，多温多热。阴气先至，多凉多寒。阴精拱者寿，阳精拱者夭。六节所分，生化所系。明乎此者，然后可以知人之形气，有余不足而莫之遁矣。若夫不达贫富贵贱之所处，何以明先富后贫，先贵后贱之证耶。不达刚柔缓急之所禀，何以明砭石、毒药、灸焫、微针之法邪？或寒或温，而饮食之节，各有所宜。不知此类，是谓适以自乱，而不足以自明尔。

察色精微章第二

【点评】察色精微，即诊察面部颜色精深微妙的变化。本章论述了四时五脏常色与病色、五色主病等面部色诊的基本原则与主要内容，并提出望诊的至高境界是"以神遇而不以目视"。

形色，天性①也。色为有变，盖留动而生。吻合五行，上下左右，皆有定位。至其妙应四时②，难测难穷，兹为微诊。惟能察精明③以揆奇常④，以通神明。望而可知，所以进乎智而与乎神也。

庄子曰：留动而生色。物成生理，谓之形。形体保神，各有仪则，谓之性。然则形色之有天性也明矣。岂不以形无变而色有变，皆有自然之理。故吻合五行，而兆见于金木水火土之应也。色见于上，伤神之兆也，故上为逆。色见于下，病生之气也，故下为从。色见于

---

① 天性：先天所具之性。
② 其妙应四时：春夏长夏秋冬，于其色以"青、赤、黄、白、黑"为应。
③ 精明：五脏精气显现于面部的色泽。
④ 揆奇常：揆测常与变。

左者，左为阳，男子得之为从。色见于右者，右为阴，女子得之为从，是皆有定位而不可易者也。至其妙应四时，则色白脉毛者应秋，色青脉弦者应春，色黑脉石者应冬，色赤脉洪者应夏，色黄脉代者应长夏及四季，是皆难测难穷。兹为微诊，不易知也。精明五色者，气之华也。能察精明，则可以揆奇常，而得病之经权，可以通神明而该贯乎幽隐。彼有五色，此可望而知也。尽此者，其进乎智而与乎神者乎。故曰：望而知之谓之神。

故青赤见于春，赤黄见于夏，黄白见于长夏，白黑见于秋，黑青见于冬，是谓五脏之生者，以五行之相继也。得肝脉色见青白，心脉见赤黑，脾脉见黄青，肺脉见白赤，肾脉见黑黄，是谓真脏之见者，以五行之相克也。

青，木也；赤，火也；当春之时，木旺而能生火，木不绝也，故青赤见于春。赤，火也；黄，土也，当夏之时，火旺而能生土，火不绝也，故赤黄见于夏。举此则黄白见于长夏，白黑见于秋，黑青见于冬，可以类推也，是谓五脏之生者，以五行之相继也如此。肝脉弦，得弦者色见乎青白，青为白所胜也。心脉钩，得钩者色见乎赤黑，赤为黑所胜也。举此则脾脉代而见黄青，肺脉毛而见白赤，肾脉石而见黑黄，可以类推也。是谓真脏之见者，以五行之相克也如此。望而知之，其将有得于此乎。

滋荣①者，其气生如翠羽、鸡冠、蟹腹、豕膏、乌鸦羽是也。枯夭②者，其气败如草滋③、衃血、枳实、枯骨、如炲④是也。于其夺

---

① 滋荣：色明润光泽。
② 枯夭：色晦暗枯槁。
③ 草滋：草上的污垢。
④ 炲：长期烟熏而成的黑灰。

否①，知病新故。于其浅深，知治久近。于其上行②，知病愈甚；于其下行，知病方已。或从内走外，或从外走内，变化隐显，岂一端而已哉。

五脏六腑，其荣在面，脏腑未弱则发而为滋荣，脏腑已亏则发而为枯夭。滋荣者其气生，故肝之色青如翠羽，心之色赤如鸡冠，脾之色黄如蟹腹，肺之色白如豕膏，肾之色黑如乌羽，此五色见而生。枯夭者其气败，肝病而青如草滋，心病而赤如衃血，脾病而黄如枳实，肺病而白如枯骨，肾病而黑如炲，此五色见而败。于夺否知病新故者，验其脉小，色不夺者新病也；验其脉大，其色夺者久病也。于其浅深知治久近者，其脉浮者浅，浅则其病近。其脉沉者深，深则其病久。其色上行者，病益甚；其色下行，如云彻散者病方已。五色各有脏部，有外部，有内部。其色从外部走内部者，其病从外走内也；其色从内部走外部者，其病从内走外也。由是言之，则变化隐显，岂一端而已哉。知其不一，从而审之，医之妙也。

若乃肺风而眉白，心风而口赤，肝风而目青，脾风而鼻黄，肾风而肌黑，以风善行数变故尔。肝热而左颊赤，肺热而右颊赤，心热而颜赤，脾热而鼻赤，肾热而颐③赤，以诸热皆属于火故尔。

风盛于脏，而色见于形。风善行数变，故色亦随之。故《风论》曰：肺风之状，诊在眉上，其色白。心风之状，诊在口，其色赤。肝风之状，诊在目下，其色青。脾风之状，诊在鼻上，其色黄。肾风之状，诊在肌上，其色黑。热盛于脏，色见于面。热属于火，故色亦随之。《刺热论》曰：肝热病者左颊赤，左者，肝之位故也。肺热病者

---

① 夺否：气色是否败坏。《素问·脉要精微论》："微其脉小色不夺者，新病也；微其脉不夺其色夺者，此久病也。"
② 上行：指色逐渐加深。
③ 颐：构成口腔上下部的骨骼和肌肉组织。

右颊赤，右者，肺之位故也。心热病者颜先赤，炎上者，火之位故也。脾热病者鼻先赤，中者，脾之位故也。肾热病者颐先赤，润下者，水之位故也。

以至青黑为痛，黄赤为热，白为寒，以九气①不同故尔。鼻端青为腹冷，黑为水气，白为无血，黄为胸寒，赤为有风，鲜明为留饮，以五色取决于此故尔。然审病者又加以脾真为本。盖脾真之黄，是谓天五之气。五色五明，病虽持久而面黄必生者，谓其真气外荣也。

青与黑，木相水而寒极，故为痛。黄与赤，土相火而合气，故为热。白，金也。金气清，故为寒。鼻者，中岳之象，土之位也。五色寓此而见焉。鼻端青为腹冷者，木克土也。腹，坤也。鼻端黑为水气者，水极而土病也。鼻端白为无血者，金旺而火囚也。黄为胸寒者，胸，中部也。赤为有风者，火疾风生也。鲜明为留饮者，土克水也。此五色见于鼻者如此。其审病又皆以脾真为本焉。《五脏生成论》云：面黄目青，面黄目赤，面黄目白，面黄目黑者，皆不败也。所以不败者，天五之气存焉故也。若乃病虽持久，面色黄者必生，亦以真气之所荣也，岂非脾真者中和之气欤。

此数者虽皆成法，然自非②必净必清，见晓于冥冥，以神遇而不以目视，官知止而神欲行③，则眉睫之间，欲其万全者难矣。黄帝所谓"积神于心，属意勿去"，诚得诸此。

制而用之存乎法，推而行之存乎人。察色之微，其法多矣。自非必净必清，见晓于冥冥。以神遇而不以目视，官知止而神欲行，则目力或殆，欲其万全难矣。岂非推而行之，有待于人乎。黄帝所以谓

---

① 九气：陆本作"五气"，当是。

② 自非：倘若不是。

③ 以神遇而不以目视，官知止而神欲行：见于《庄子·养生主》，以心神领会而不用眼睛看，视觉的作用停止了，但心神还在运行。

"积神于心，属意勿去"也。苟能积神属意，独造精微之妙，则可以望而知之矣。

持脉虚静章第三

【点评】持脉虚静，即诊察脉象时要"虚静"。本章论述了以四时脉为基、以胃气为本、持脉虚静、诊法常以平旦等脉诊的几个基本原则，并以"镜之虚"与"水之静"为例，重点阐释了持脉"致虚守静"的重要意义。

阴阳者，脉之本；尺寸者，脉之部；内外者，脉之分。形有长短，体有肥瘠，性有缓急，志有苦乐，审如是者，持脉之法也。致虚守静，其神无营①，俾事物不得入其舍，乃持脉之道也。进②乎法而造③乎道，定于己而应于人，则有过之脉可求焉。

呼出心与肺，吸入肾与肝。其浮与滑长为阳，其沉与涩短为阴。此之谓脉之本。从关至尺为尺内，从关至鱼际为寸口。尺者，尺内一寸。寸者，寸内九分。此之谓脉之部。阴，脏也，为里而主内。阳，腑也，为表而主外。此之谓脉之分。形有长短，必视之以定疏数。体有肥瘠，必视之以定浅深。性有缓急，因以察其宽猛。志有苦乐，因以察其舒疾。能审乎是，则持脉之法也。致虚者，惟虚则诚。守静者，惟静则明。其神无营，则内保而外不荡，俾事物不得入其舍，则万物莫我撄。如是则致虚所以极，守静所以笃，是为持脉之道。守乎

① 无营：不谋求外物。
② 进：通"尽"。
③ 造：到达。

法所以应乎神，造乎道所以守于己，进乎法而造乎道，自粗而至精也。定于己而应于人，有主于中，而后能有接于外也。如是则有遇之脉为可求焉。夫四至之脉、六部之候同，是为平和。其间或有阴之过，有阳之过，能即其异于众脉者而求之斯可矣。寸也，尺也，关也，苟或俱大俱细，则是人之所禀气有不同，未可一概而求其病，此所以贵夫求有过之脉欤。

是故轻重有差，至数有辨。脉口人迎，上下胥①应。本末寒温之相守，形肉血气之相宜。应春而圆，应夏而方，应秋而平，应冬而沉，皆脉理之常然也。

轻重有差，至数有辨者，昔人以菽之多寡为诊脉轻重之权，以息之呼吸为经脉至数之准。人一呼，脉再动，一吸脉亦再动。《平人气象论》论之详矣。此理之至，当晓然易见也。至有以菽之多寡，权六部之轻重者，则以肺为至轻，肾为至重。心重于肺，肝轻于肾，脾得其中。大抵肺主皮毛，诊至皮毛可也。心主血脉，诊至血脉可也。诊脾至肌肉，诊肝至筋，诊肾至骨，以是为宜，则轻重可见矣。脉口人迎，上下胥应者，或人迎盛于脉口，或脉口盛于人迎。人迎至四盛以上为格阳，脉口至四盛以上为关阴，俱盛四倍以上为关格。脉口人迎，知其上下之胥应，则本末寒温之相守，形肉血气之相宜得矣。应春而圆，其脉软弱轻虚，欲其象规之运。应夏而方，其脉洪大滑数，欲其象矩之静。应秋而平，浮毛之脉高而平也。应冬而沉，坚石之脉，下而沉也。四时有常气，脉应之而为理之常也。

悉以胃气为本。胃气者，阴阳之冲气，所谓浮中沉是矣。若春欲弦，必胃而弦可也。但弦无胃气则非平脉。夏欲钩，必胃而钩可也。但钩无胃气则非平脉。秋欲毛，必胃而毛可也。但毛无胃气，则非平

---

① 胥：相互。

脉。冬欲石，必胃而石可也。但石无胃气则非平脉。

《正理论》曰：谷入于胃，脉乃道行。盖胃围天五而播气于诸脉也。夫谷，土也。胃，亦土也。此谷之所以入胃，金木水火皆得土而成，此诸脉所以皆受气于胃也。《平人气象论》谓：人以水谷为本。故人不可绝水谷，脉不可无胃气，悉以胃气为本，凡以此也。气禀于胃。胃者，平人之常气也。故胃气者，阴阳之冲气，所谓浮中沉是也。春欲弦，夏欲钩，秋欲毛，冬欲石，皆禀于胃，则是平人之常气，不可绝也。肾，一也，而其数言六。心，二也，而其数言七，得五而成。推此则五脏之不可无胃气也可知矣。

故曰：诊病之始，五决①为纪。欲知其始，先建其母②。夫微妙在脉，察之为难。持以虚静，则难者斯易。

大作纲，小作纪，纲举而有统属，纪随而有条理。诊病之始，五决为纪。诊五脏之病，决以五行，则有条理而不紊也。欲知其始，先建其母者，母为应时之王气者也，病之起常在于应时之脉故也。黄帝曰：呜呼远哉！闵闵乎若视深渊，若近浮云。视深渊尚可测，近浮云莫知其极。此所谓微妙在脉，察之为难也。持以虚静，则难者斯易。盖虚静推于天地，无往而不可。

盖无所于忤③，虚之至也；一而不变，静之至也。唯虚故能实，实则有伦而不乱。唯静故能动，动则无入而不自得④。胡不⑤观鉴⑥之

---

① 五决：五脏之平脉。
② 先建其母：确定应时之王气，如春，肝木王；夏，心火王。
③ 无所于忤：没有什么是感到不顺从的，可以接纳一切。
④ 无入而不自得：无论如何动，皆安然自得。用平静自得的心理，来应对纷扰的外物。
⑤ 胡不：何不。
⑥ 鉴：镜子。

为物，不将①不迎，应而不藏者，唯虚而已。水之为物，明烛须眉②，其平中准③者，亦静而已。鉴之虚，水之静犹然，而况圣人论理人形，列别脏腑，审清浊而知部分，理色脉而通神明乎！而非虚一而静，则形与诊相类④。

无所于忤者，未始有心，故为虚之至。一而不变者，未始有作，故为静之至。唯虚故能实，实则有伦而不乱者，虚足以受天下之实而能有所理，故有伦而不乱。唯静故能动，动则无入而不自得者。静则足以应天下之动，而能有所守，故无入而不自得。鉴无心而虚，水无作而静，犹足以有应有烛。圣人于人形，则论其伦而通理之。于脏腑，则列其位而差别之。气清者为荣，气浊者为卫，审此则知部分之域。色见乎容貌，脉流乎百体，理此以通神明之德。向非虚一而静，则形与诊相类。唯虚一而静，此所以若鉴之应，若水之烛，无微而不察矣。

胶于疑似者未易辨。脉与尺相应，有微有甚者未易调。知春夏秋冬之常，而不知以五天⑤为宗。知权衡规矩之应，而不知有覆诊⑥之异。彼粗工者，色声乱其耳目，趣⑦舍泪⑧其心术。或夺于利害，或忤于惊惧，神者不自许也。其于按而纪之，终而始之，内外之法无一之能知矣。

候有若同而异，故胶于疑似者未易辨。尺内尺外，与脉相应，故脉与尺相应，有微有甚者未易调。知春夏秋冬之常，而不知以天五为

---

① 将：送。
② 明烛须眉：水静之时，可以清楚地照出胡须和眉毛。
③ 平中准：水面平静，与水准仪器相符合。
④ 而非虚一而静，则形与诊相类：据文意，本句应在下段段首。
⑤ 五天：陆本作"天五"，当是。
⑥ 覆诊：再次诊治。
⑦ 趣：通"取"。
⑧ 泪：扰乱。

宗，脉贵乎探其本也。知权衡规矩之应，而不知有覆诊之异，脉贵乎明其气也。彼粗工者，色声乱其耳目，趣舍泪其心术。或夺于利害，或怵于惊惧，神者不自许。若是者，尚何能致虚守静，以尽持脉之道乎。知内者按而纪之，察脉气也。知外者终而始之，观色象也。夫脉气色象，内外常相应，不能持以虚静，则内外俱失。此所以无一之能知矣。

诊法所以首及平旦之时者，盖取夫阴阳适平，经络调顺，饮食未进，气血未乱，彼我①虚静之时欤。

黄帝问诊法，而岐伯答以平旦之时。《脉要精微》诊序以为一篇之首，盖平旦之时，阴气未动，阳气未散，此所谓阴阳适平，经脉未盛，络脉均调，此所谓经络调顺。饮食未进，故血气未乱。盖饮食小浮，则其候似脾。凡是之类，可会于意，不可传以言，可得于心，而不可得以迹。此所以为工之所甚疑也。持脉之道，虚静为保。保而不失，斯能从容得之。不然，则虚实寒热之证将何由定？所存诸己者未定，则遑遽之际，惊惑而骇，尚何病机之能得。

故曰：经脉十二，络脉三百六十五，此皆人之所明知，工之所循用也。其不全②者，精神不专，志意不理，外内相失，故时疑殆③。审烛④厥理，则痀偻之承蜩，津人之操舟，梓庆之削镰⑤，所以皆进⑥乎技。

经脉十二，手足之三阴三阳，以应十有二月也。络脉三百六十

---

① 彼我：指患者与医生。

② 不全：不周全。

③ 疑殆：疑惑不解。

④ 审烛：通过分析而洞察。

⑤ 痀偻之承蜩，津人之操舟，梓庆之削镰(jù)：指驼背老人轻松用竿子粘蝉，渡口上撑船人操船熟练自如，梓庆能削刻木头做镰，以上典故皆用以形容技艺的精熟。

⑥ 进：通"尽"。

五，支分派别，以应在天之度，一期之日也。此皆人之所明知，工之所循用也。精原于坎一，为阴中之阳，神原于离二，为阳中之阴。精神固自全而不能以专之。在肾为志，在脾为意，志意固自得而不能以理之。此粗工所以外内相失，故时疑殆。痀偻之承蜩，万物不能易其知。津人之操舟，覆却不得入其舍。梓庆之削镰，其巧专而外滑。此皆以虚静而存诸中耳。持脉而然，则与之皆进乎技矣。

候气守经章第四

【点评】候，观测。候气守经，即观测十二经脉之气，并守此而治。本章强调了诊治疾病要观测十二经脉气血的有余不足及运行状况并据此而治的重要性，同时结合《伤寒论》与《内经》理论，列举了不可灸刺的情况。

十二经脉以气为阳，以血为阴，周行一身，分流如汲①，以应地之经水十有二焉。足阳明合于海②，足太阳合于清，足少阳合于渭，足太阴合于湖，以至足厥阴之合于沔，足少阴之合汝，手阳明之合江，手太阳之合淮，手少阳之合漯，手太阴之合河，手心主之合漳，手少阴之合济。凡此皆外有原而内有所禀，外内相贯，如环无端。

《灵枢经》曰：手之三阴，从脏走手。手之三阳，从手走头。足之三阳，从头走足，足之三阴，从足走腹。所谓十二经脉者如此。气出于脉而气为阳，血出于心而血为阴。阳为卫，阴为荣。荣卫者，血气也。周营一体，合于经脉。如川之有流，如流之有派。以人之腑脏

① 汲：水。
② 海：古水名。后文清、渭、湖、沔、汝、江、淮、漯、河、漳、济，均为古水名。

应地之经水，远近浅深，各有条理。足阳明合于海者，内属于胃而受水谷者也。足太阳合于清者，内属于膀胱而通水道者也。足少阳合于渭，内属于胆。足太阴合于湖，内属于脾。足厥阴之合沔，水作而出之，肝属焉。足少阴之合汝，悭以有守之，肾属焉。水之巧而有制者江也，内属大肠，而手之阳明合焉。滥溢而上者淮也，内属小肠，而手太阳合焉。以至手少阳之合漯，手太阴之合河，手心主之合漳，手少阴之合济，亦各从其类也。凡此皆外有原而内有所禀也。若肺之原出于太渊，心之原出于大陵，肾之原出于太溪，胃之原出于冲阳之类是也。十二经脉十有二原，五脏六腑皆经水之所灌溉也。内外相贯，如环之运，无有端倪。故曰经水者受水而行之。

圣人于此候气，常以平旦为纪。以漏水下百刻，昼夜行流，与天同度，终而复始。故曰：天有宿度①，地有经水，人有经脉。经脉者，行血气，通阴阳，以荣于身者也。人之血气充盈，肤革坚固，譬诸水行地中，众流叶②应，安得湮塞③泛溢，以速④灸焫针石之苦耶？

平旦者，阴气未动，阳气未散，饮食未进，经脉未盛，圣人候气必以是为常也。从房至毕十四宿，水下五十刻，半日之度也。从昴至心十四宿，水下五十刻，终日之度也。从房至毕者为阳，阳为昼。从昴至心者为阴，阴为夜。周天二十八宿，循天而日运一周，经脉之在人身，则十六丈有二尺。呼吸各行三寸，二百七十定息，气可环周。则以五十环周，万三千五百定息而气行八百一十丈，是以应周天之星，百刻之漏也。经脉十二，上以应宿度，下以应经水，此则天有宿

---

① 宿度：天空中标志星宿位置的度数。周天共三百六十五度又四分之一，二十八宿各占若干度。

② 叶：同"协"，和洽。

③ 湮塞：堵塞不通。

④ 速：招致。

度，地有经脉之谓也。经脉之行如此，则行血气，通阴阳，荣于身者可知矣。是以血气充盈于内，肤革坚固于外，譬诸水行地中，众流叶应，无湮塞而不通，无泛溢而过度，灸焫针石之用何耶？

唯动过生疾①，则有感天之邪气而害五脏者；感水谷之寒热而害六腑者；感地之湿气而害皮肉筋脉。若是则非熨引按摩所能独治，亦非药石所能独攻也。补泻攻②巧之术，于是行焉。

和于四时，以适生长收藏之令。调于阴阳，以顺发生容平之候。斯无狂阳闭阴，而疾疢不作矣。惟阴阳之气有诊，四时之应失序，则动与过皆能生疾。于是天之邪气感焉，得于八方之风而害五脏。水谷之寒热感焉，得于饮食之间而害六腑。在地之湿气既胜，则荣卫不行，而皮肉筋脉受害。若是者，其治也，非可以熨引按摩。其攻也，非可以药石。于是实则泻其子，虚则补其母。诊其脉候，随证致治。工巧之术，于是行焉。

盖有余泻之，不足补之。五脏所以致疾者，不失之过则失之不及。举天一地二，人身之本言之。如水之精为志，火之精为神。神有余则泻小络之血，不足则视其虚络，按而致之③。志有余则泻然谷之血④，不足则补其复溜。气也，血也，肉也，有余不足，泻补之道，从可知矣。

五脏之气，有余则失之太过，不足则失之不及。太过则泻，不及则补。或补或泻，使适其平，则病无自而作。天一生水，肾得之为志。地二生火，心得之为神。神有余则笑不休，不足则悲。志有余则腹胀，不足则厥逆。神之有余者，以邪气入于小络，故泻小络之血以

---

① 动过生疾：对身体的过度使用会导致疾病，《素问·经脉别论》言："生病起于过用。"
② 攻：陆本《宋徽宗圣济经》作"工"，当是。
③ 致之：使气至。致，通"至"。
④ 然谷之血：《素问·调经论》："志有余则泻然筋血者。"多指然谷穴下筋之血。

调之。若其不足，则视其虚络，按而致之，无出其血，无泄其气可也。志之有余者，以肾气之内冲，故泻然谷之血以调之。若其不足，则取其复溜而补之可也。气也，血也，肉也，有余不足，或泻或补，举精神则从可知矣。

触类而长之，则上下有纪，左右有象，督任有会，腧合有数。知络满经虚，则灸阴刺阳①；而经满络虚，则刺阴灸阳。气之所并，为气实血虚；血之所并，为血实气虚。脉与气俱实为重实，脉与气俱虚为重虚。审其阴阳，以别柔刚，阳病治阴，阴病治阳，定其血气，各守其乡。以契夫②消息盈虚之理而已。

胃脘之穴是为上纪，关元之穴是为下纪，上下有纪也。左盛则右病，右盛则左病，以左取右，以右取左，左右有象也。督脉起于少腹，任脉起于中极，推此则其会可见矣。肝之俞在太冲，其合曲泉。肺之俞在太渊，其合尺泽。推此则其数可见矣。络满经虚，络气有余，经气不足也。灸阴刺阳，以阴分主络故也。经满络虚，经气有余，络气不足也。刺阴灸阳，以阳分主经故也。血并于阴，气并于阳，故为惊狂。血并于阳，气并于阴，乃为热中。气之所并，则血少而气多，故为气实血虚。血之所并，则气少而血多，故为血实气虚。脉之与气，两者俱实，是名重实，《虚实论》所谓气热脉满是也。脉之与气，两者俱虚，是名重虚，《虚实论》所谓脉气上虚是也。善治者，审阴以别柔，审阳以别刚。阳病治阴，从阴引阳也。阴病治阳，从阳引阴也。阳为息而盈，阴为消而虚。定其血气，以守荣卫之乡。于以契夫阴阳消息盈虚之理焉。

然上工治未病，其次治未盛，其次治已衰。粗工逆此，是谓伐

---

① 络满经虚，则灸阴刺阳：经虚而络实，治以灸经而刺络，故曰灸阴而刺阳。后文"刺阴灸阳"同。

② 契夫：合乎。

形。伐形者，不可灸而灸，不可刺而刺是也。昔人有言：微数之脉，慎不可灸。因火为邪，是为烦逆。追虚逐实，血散脉中，是为不可灸也。熇熇之热，漉漉之汗，浑浑之脉①，其病皆逆。大怒大惊之属，其气皆逆，是为不可刺也。举兹二者，则凡得脉浮身热，与夫病脉相戾②之证，其不可灸刺，亦类见矣。

上工烛理于未形，故治未病。其次见理于方兴，故治未盛。其次审病于既作之后，故治已衰。《阴阳应象论》曰：善治者治皮毛，其次治肌肤，其次治筋脉者，亦以此也。粗工逆此者，非不知治而治之，失其理也，故谓之伐形。伐形者，不可灸而灸，不可刺而刺也。灸刺之不当，所谓失其理也。微数之脉者不可灸，其气皆逆者不可刺。灸其不可灸，刺其不可刺，则伐形者也。凡得脉浮身热，与夫病脉相戾之证，则灸刺乌可以妄投乎。

---

① 熇熇之热，漉漉之汗，浑浑之脉：《灵枢·逆顺》云："无刺熇熇之热，无刺漉漉之汗，无刺浑浑之脉。"熇熇之热，热状炽烈。漉漉之汗，汗若流水。浑浑之脉，脉象浑大。

② 戾：逆。

卷之五·正纪篇

【点评】正纪，即考定纲纪。本篇主要论述了五运六气的问题，内容包含理贯三才章、循常施化章、形精孚应章、政治权衡章、生气资治章五章。各章分别论述了天、地、运或气、形、运虽一分为三，但三者一气以贯之，故运气理论是理解天地变化的重要基础；六气、五运、运气相合、客主加临、天符、岁会、同天符、同岁会、太乙天符等运气理论的基本概念；五运太过与不及在天地的表现及其对人体的影响；运气相合的顺与逆、太过与不及的表现；如何通过谷药之气味资助生化之气，以纠正太过或不及的运气对人体的不利影响等内容。本篇梳理概括了《素问》七篇大论运气理论的基本内容与主要思想，可以看作是七篇大论的精简版与运气理论的入门教材。

纪小而纲大，纪随而纲举。阴阳者天之纲，则五运六气之出于阴阳者，皆其纪也。

理贯三才章第一

【点评】三才，一般而言指天、地、人。本章之"三才"却指天、地、运或气、形、运，盖天以气言，地以形言，其涵义并无二致。天、地、运或气、形、运虽一分为三，但三者系一气所化，一气以贯之，故曰"贯三为一"，即所谓"理贯三才"。本章可以看做是本篇所论运气理论的总纲。

天以清轻辟^①乎上，地以重浊辟乎下，运以回薄^②而应乎中。拟诸三才^③，其用各有所达。拟诸三极，其中各有所会。拟诸三元，其气各有所统。贯三为一，则道无二致，而理亦同归。

太极既判，积气之轻清者为天，而辟乎上。积形之浊重者为地，而辟乎下。一上一下而五运回旋，而相薄乎两间。拟诸三才，则有相通之用，是谓其用各有所达。拟诸三极，则有各立之体，是谓其中各有所会。拟诸三元，则有无穷之运，是谓其气各有所统。太虚寥廓，万物同原，推而通之，天也，地也，运也，浑而为一，岂有异哉。惟能贯三为一，则道无二致，而理亦同归也。

寒暑燥湿风火，气固然矣。然气不独用，必待于形^④，然后为之生化。木火土金水火，形固然矣，然形不独立，必资于气，然后为之蕃育^⑤。先立其年，以知^⑥其气，运固然矣。然运不自用，必与天地阴阳相参相应，然后能成乎岁功^⑦。

太阳为寒化，相火为暑化，阳明为燥化，太阴为湿化，厥阴为风化，君火为热化，此六者在天之气，所以谓生生化化者也。然必得

---

① 辟：同"襞"，即襞积，堆积。《素问·生气通天论》："精绝，襞积于夏，使人煎厥。"

② 回薄：循环变化。

③ 三才：天、地、运。下文"三极""三元"义同。

④ 气不独用，必待于形：寒暑燥湿风火六气，必须依赖于木火土金水等有形之物，才可以生化。

⑤ 蕃育：繁衍。

⑥ 知：原作"和"，据文意与注文改。

⑦ 岁功：每一年具体的运气变化对天地万物的影响。

形，而后生化之道有所托，是谓气不独用，必待于形，然后为之生化也。东方木为初，南方火次之，西方金又次之，北方水为终，而土居其中，此五者在地之形，所以谓蕃秀鬖育者也。然必得气，而后蕃育之功有所运，是谓形不独立，又资于气，而后谓之蕃育。木火土金水而复言火者，火有君相也。言寒暑燥湿风，又言火而不言热者，君火之尊，以名不以位故也。大抵在气则以君火为尊，而在形则以土为尊，此君火所以不言热，而土之序所以在四者之中也。先立其年，以知其气运，固然矣。若甲己土，乙庚金之类是也。然运不自用，必与天地阴阳相参相应者，盖有天之阴阳，有地之阴阳，有运之阴阳，相参相应，然后能成岁之功，此之谓道无二致，而理亦同归也。

气有多少，形有盛衰，运有大小。有余而往，不足随之；不足而往，有余从之①。察夫有余不足，则知消息盈虚，皆自然之数。有胜有复，有治有淫②。察夫胜复淫治，则知升降往来，皆自然之理。原始要终，以平为则。德化政令，不能相加也；盛衰胜复，不能相多也；往来大小，不能相过也；用之升降，不能相无也。知此，则始可与议道之太常③矣。

在天之气有多少，故阴阳有三等之不同。在地之形有盛衰，故五行有衍耗之不一。在中之运，太过为太，不及为少。太则有余，少者不足。有余而往，不足随之，不足而往，有余从之。是皆消息盈虚之数也。是以察夫有余不足，则知消息盈虚皆自然之数。如少角之岁，清化来胜，则子火为复，以热复金。少宫之岁，风化来胜，则子金为复，以清复木。若此之类，有胜有复之谓也。如岁厥阴在泉，风淫于

---

① 有余而往……有余从之：天地运气的盛衰变化，是交替进行的，有盛必有衰，有衰必有盛。

② 有治有淫：治，即正常的变化；淫，即太过的变化。

③ 道之太常：即常道。

中，治以辛凉。岁少阴在泉，热淫于中，治以咸寒。若此之类，有治有淫之谓也。是皆升降往来之理也。是以察夫胜复淫治，则知升降往来，皆自然之理。原其始则有胜有淫，要其终则有复有治。复其胜，治其淫，斯能以平为期。德化政令不能以相加也。若报德以德，报化以化，报政以政，报令以令，各称其施，故不能相加，复以称胜之盛衰，故不能相多也。往以称来之小大，故不能相过也。有胜有复，有淫有治，其用之升降，不能相无，此之谓自然之数，自然之理也。真能知此，则始可与议道之太常。道之太常以变，故常消息盈虚，升降往来，是乃道之所以为太常欤。

虽然，通天下一气，未有丽①于气而能外夫形之范围。类万物一形，未有丽于形而能出乎气之橐籥。其巧妙，其功深，固非小智所能窥测也。而论造化必本之气运者，盖天职生覆②，穹然③而刚健；地职形载④，隤然⑤而止静。运以统岁，布化而递迁。相感相召而损益著，生生化化而品汇彰。宜有至神不测为之斡旋宰制乎其间。故曰：阴阳者，天地之道也，万物之纲纪，变化之父母，生杀之本始，神明之府也。又曰：物生谓之化，物极谓之变，阴阳不测之谓神，神用无方之谓圣。倘不知此，以谓天自运乎，地自处乎，运气立其中乎，是乃裂一为三者⑥尔，夫岂足以语造化之全功哉。

太初判而气于此分，太始立而形于此著。故通天下一气，类万物一形，气待形而有所托，形待气而有所运。故未有丽于气而能外夫形之范围，未有丽夫形而能出于气之橐籥。刻雕之巧不示，出为之功不

① 丽：依附。
② 生覆：犹覆育，即化育。
③ 穹然：高大的样子。
④ 形载：承载万物。
⑤ 隤然：顺随的样子。
⑥ 裂一为三者：一者，道也，神也。三者，天、地、运。

显。故其巧妙，其功深，彼小智溺于间间之域，而不睹其全，岂足以窥测哉。生覆者天之职，穹然而以刚健为德。形载者地之职，隤然而以止静为德。运以统每岁之化，递迁而不穷，相感而后有应，相召而后有至，此或损或益所以著也。析不生而有生，判不化而有化，此品汇不同，所以彰也。此论造化者，所以必本之气运也。宜有至神不测为之斡旋宰制乎其间者，天地岁运孰使之然哉。必有机缄而为之斡旋，必有主张而为之宰制。若是者妙而无方，故谓之至神。阴阳也，变化也。神圣也，所谓至神不测者也。盖天地由乎阴阳而兆气形。是以阴阳者，天地之道，万物之多，总乎阴阳，是谓纲纪。变化之功，生于阴阳，是谓父母。生杀之权，立于阴阳，是谓本始。神明之隐显，藏于阴阳，故谓之府也。物生谓之化，因形移易也。物极谓之变，化而裁之也。阴阳不测谓之神，言阴阳之成变化，莫测其所以然，此神之妙也。神用之所以无方，有待于圣人，是谓神用无方谓之圣。孟子言圣而不可知之谓神。则由圣而至于神，盖言圣人入而之神也。若乃阐神道而致无方之用，则神于圣人固有所待。夫天地、万物、变化、生杀、神明，固囿于阴阳，而阴阳不测者与乎神。彼气、形、岁运，贯三为一，皆至神为之斡旋宰制。体至神而与之为一者，圣人之事。倘不知此，以谓天自运乎，地自处乎，运气立其中乎。是乃裂一为三，则不该不偏，一曲之士，乌能知至神之所为。若此者岂足以语造化之全功哉。

循常施化章第二

【点评】循常，即依照常道；施化，即布施变化。循常施化，即天地运气依照常道的布施变化。本章论述了六气、五运、运气相合、客主加临、天符、岁会、同天符、同岁会、太乙天符等运气理论的基本概念，可以看作是本篇所论运气理论的入门基础。

阴阳妙本，通天地为一气。自其定位言之，则寒暑燥湿风火，天之阴阳也，三阴三阳上奉之。木火土金水火，地之阴阳也，生长化收藏下应之。有形者，位乎下而上奉于天。无形者，运乎上而下应于地。有之以为利，无之以为用，天地阴阳之理，无余蕴焉。

太初未判，阴阳之妙本存焉。统天地为一气者，虽为阴阳，气一而已。自其定位言之，则寒暑燥湿风火，天之阴阳也，三阴三阳上奉之。木火土金水火，地之阴阳也，生长化收藏下应之。此言上下相召也。有形者位乎下而上奉于天，则地气上腾。无形者运于上而下应于地，则天气下降。此两者谓之交通而成和者也。有则实，无则虚。实故具貌象声色而有质，虚故能运量酬酢而不穷。天地之阴阳，以实为利，以虚为用，则其理为无余蕴焉。

六节气位，有三阴，有三阳。厥阴风木为初气，自斗建①丑正，至卯之中，风气乃行，为号令之始以应春。少阴君火为二气，自斗建卯正，至巳之中，暄淑②乃行，不司炎暑以应君德。少阳相火为三气，自斗建巳正，至未之中，炎热乃行，以应夏。太阴湿土为四气，自斗建未正，至酉之中，云雨乃行，以应四季。阳明燥金为五气，自斗建酉正，至亥之中，清气以行，以应秋。太阳寒水为六气，自斗建亥正，至丑之中，寒气乃行，以应冬。皆六十日有奇，凡兹位之不变者也。

初之气始于大寒，而终于惊蛰，是谓斗建丑正，至卯之中。二之气始于春分，而终于立夏，是谓自斗建卯正，至巳之中。始于小满，

---

① 斗建：即北斗星斗柄所指之辰。
② 暄淑：指天气温和。

终于小暑，为三之气，是谓自斗建巳正，至未之中。始于大暑，终于白露，为四之气，是谓自斗建未正，至酉之中。始于秋分，终于立冬，为五之气，是谓自斗建酉正，至亥之中。始于小雪，终于小寒，为终之气，是谓自斗建亥正，至丑之中。为风气，为暄淑，为炎热，为云雨，为清气，为寒气，六者之化也。为号令之始，六气此其肇也。不司炎暑以应君德，君无为而尊也。皆六十日而有奇者，盖周天之度三百六十五度四分度之一，则一期之日亦三百六十五日四分日之一。六气各司六十日，则三百有六旬矣。以其有五日四分日之一也，所以有奇焉。申子辰之岁，初气始于水下一刻。巳酉丑之岁，初气始于二十六刻。寅午戌之岁，始于五十一刻。亥卯未之岁，始于七十六刻者，皆以此也。

如子午之岁，少阴司天为三气，阳明在泉为终气。则知太阳为初，厥阴为二，太阴为四，少阳为五。卯酉之岁，阳明司天为三气，少阴在泉为终气。则知太阴为初，少阳为二，太阳为四，厥阴为五。凡兹位之相推者也。举子午、卯酉之岁，则他可触类而知矣。

司天者，司半岁之前，故每岁司天，当三之气。在泉者，司半岁之后，故每岁在泉，当终之气。少阴君火，其本在午，其标在子。阳明燥金，其本在酉，其标在卯。故子午之岁，少阴司天。卯酉之岁，阳明司天也。少阴司天为三气，阳明在泉为终气。阳明之右，太阳治之。太阳之右，厥阴治之。则知太阳为初，厥阴为二也。少阴之右，太阴治之。太阴之右，少阳治之。则知太阴为四，少阳为五也。阳明司天为三气，少阴在泉为终气。少阴之右，太阴治之。太阴之右，少阳治之。则知太阴为初，少阳为二也。阳明之右，太阳治之。太阳之右，厥阴治之。则知太阳为四，厥阴为五也。举子午、卯酉岁，而他可触类而知者，子午阴阳之正，卯酉阴阳之中，中正立而阴阳之要得。此所以他可触类而知矣。

不变者，静而守位，故曰主。相推者，动而不息，故曰客。二气施布，或止或流。兹所以天气下降，气流于地，地气上升，气腾于天。高下相召，升降相因，胜复淫治，于是行焉。

自初气起于斗建丑正，至中气正子丑之中者，位之不变者也。自子午之岁，少阴司天为三气。至卯酉之岁，太阳为四，厥阴为五者，位之相推者也。不变者静而守位，故曰主。主者，以言地之处也。相推者动而不息，故曰客。客者，以言天之运也。来之者主道，故静为主。运之者客道，故动为客。二气施布，或止或流者此也。天气下降，而有所谓上升，则地不应，而天为瞀者无有也。地气上升，而有所谓下降，则天不应而地为瞀者无有也。天高地下，其体之相召。地升天降，其用之相因。于是木运不及，金来胜也。火为木子，复能胜金。土运不及，木来胜也。金为土子，复能胜木。若是之类，是为胜复。胜复之作，子复母仇也。厥阴在泉，风淫所胜，治以辛。少阴在泉，热淫所胜，治以寒。若是之类，是为淫治。淫治之作，使适其初也。天地相合而有或胜或复，或淫或治，四者于是行焉，自然之理也。

故曰：五六相合①而七百二十气为一纪。凡三十岁千四百四十气，凡六十岁而为一周。不及太过，斯皆见矣。然天以六为节，地以五为制者，以天气不②加君火故也。知此则六气客主，周而复始，时立气布，如环无端，天下至赜③存焉尔。

干有五阳，又有五阴。支有六阳，又有六阴。五六相合而七百二十气为一纪。凡三十岁者，盖二十四气而成一岁，积三十岁而七百二十气备矣。甲子之岁，同于甲午。乙丑之岁，同于乙未。甲子之后三

---

① 五六相合：即天之六气与地之五运相合。

② 不："不"字疑衍。天气火分君、相故为六，地气火不分君、相故为五。

③ 至赜：极深奥的道理。

十岁，与甲午之后三十岁，其上其下其化，其正气化日，其邪气化日，无不同也。攻七百二十气谓之一纪，非特此也。自甲子乙丑，纳音为金，而甲午乙未同焉。至壬辰癸巳，纳音为水，而壬戌癸亥同焉。以三十岁为纪也宜矣。千四百四十气凡六十岁为一周者，以其子午之异，则三十岁之支，未尝同也，所以必待六十岁而为一周。惟周则复始，是以不及太过，斯皆见矣。天以六为节，地以五为制，以天气不加君火者，盖君火以名，相火以位，无为而尊君之道也。惟天以六为节，故火离而为二，而土居二火之中。惟地以五为制，故火合而为一，而土居二火之后，此五六之辨也。故《天元纪大论》曰：周天气者，六期为一备。终地纪者，五岁为一周也。六气主客，周而复始，时立气布，如环无端者，言四时既立，六气分六十岁而周。周而复始，如环无端矣。若是则可验者在气，可推者在数，气数之所以然，孰居无事而推行之欤。此则天下之至赜存焉耳。

非惟客主加临①为然。若火运岁少阳为天气之属，是天与运适相符合，故有所谓天符②者。木运临卯之属，是运与岁适相会遇，故有所谓岁会者。

丹天之气，横于戊癸之上，故戊癸为火运。少阳为天气者，庚申之岁也。火运岁少阳为天气，戊寅戊申是也。戊者运之火，少阳者天气之火，是天与运适相符合，故谓之天符。苍天之气，横于丁壬之上，故丁壬为木运。卯者木旺之地，土运临卯，丁卯是也。丁者运之木，卯者岁之木，是运与岁适相会遇，故谓之岁会。

木运岁下加厥阴之属，则又谓之同天符，以有余而加故也。水运岁下见太阳之属，则谓之同岁会，以不足而加故也。

---

① 客主加临：轮转的客气加在固定的主气之上。
② 天符：中运之气与司天之气相符合的年份。

木运岁下加厥阴，壬寅壬申之岁也，谓之同天符，在泉厥阴同木运也。水运岁下见太阳，辛丑辛未之岁也，谓之同岁会，在泉太阳同水运也。阳年曰同天符，故以有余而加也。阴年曰同岁会，故以不足而加也。

甲运临辰戌，既曰岁会，乃复下见太阴，则又谓之岁会同天符。土运临丑未，火运临午，金运临酉，既曰岁会，乃复丑未上见太阴，午上见少阴，酉上见阳明，则又谓之太乙天符①。

甲辰甲戌支干皆土，故曰岁会。上见太阳，下见太阴。太阴土也，土运之岁，太阴在泉，是谓同天符。今以支干之会而加之，所以又谓之岁会同天符也。土运临丑未，己丑己未是也。火运临午，戊午是也。金运临酉，乙酉是也。凡此支干相会，为岁会之年，而丑未上见太阴土，午上见少阴火，酉上见阳明金，与司天之气相符，谓之天符。今以运与气符，而辰又三合焉，所以又谓之太乙天符。太乙者，尊之号也。《六微旨大论》曰：天符为执法，岁会为行令，太乙天符为贵人。盖谓是也。

是皆上下相遘②，寒暑相临，气相得而和之候耶。良工审剂调经，明标探本，宜悉意于此。况夫六化分治，五味五色所生，五脏所宜，皆消息盈虚系焉，曾未洞达而曰能已人之疾可乎？

天地交应而上下相遘，阴阳交作而寒暑相临，无相胜克，故相得则和也。大毒治病，十去其六。常毒治病，十去其七。小毒治病，十去其八。无毒治病，十去其九。剂之不可不审也。无盛盛，无虚虚，无致邪，无失正，经之不可不调也。有在标求标，在本求本。有在本求标，在标求本。标之不可不明，本之不可不探也。审剂调经，明标

---

① 太乙天符：司天、中运和岁支三者会合。

② 遘：遇也。

探本，皆不出乎五六之相合，于此可不悉意乎。况夫六合分治，五味所尝，五色所彰也，五脏于此各有宜焉。是皆三阴三阳，消息盈虚之所系。曾未洞达而曰能已人之疾，岂不犹冥行而索途者耶？

形精孚应章第三

【点评】孚应，即相应。形精孚应，即有形之五行的变化与天地精气（即五运之气）的变化是相互应和的。本章论述了五运太过与不及在天地的表现及其对人体的影响，强调了"五运之政，要在适平"的思想。

虹霓云雾、风雨四时，此积气之成乎天者也。山岳河海、金石水火，则积形之成乎地者也。肇自丹天之气①，横于②牛女之墟；黅天之气③，呈于心尾之分；苍天之气④，经于危室柳鬼⑤；素天之气⑥，经于亢氐昴毕；元天之气⑦，经于张翼娄胃。则知形气浑沦之初，所谓五运之化，盖已符五星之精矣。

气讧为虹霓，气外为云雾。动而为风，亨而为雨，运而为四时，此积气之成乎天者也。结为山岳，融为河海，凝为金石，火缘于薪，

① 丹天之气：赤色的云气，主火之气。丹，赤色。
② 横于："于"字原脱。据陆本《宋徽宗圣济经》及后文"呈于心尾之分""经于危室柳鬼"等补。
③ 黅天之气：色黄之气，主土之气。黅，黄色。
④ 苍天之气：色青之气，主木之气。苍，深青色。
⑤ 危室柳鬼：二十八宿中危宿、室宿、柳宿、鬼宿，其中危宿、室宿位在北方，柳宿、鬼宿位在南方。下文"亢氐昴毕""张翼娄胃"均为二十八宿。
⑥ 素天之气：色白之气，主金之气。素，白色。
⑦ 元天之气：色黑之气，主水之气。元，同"玄"，黑色。

木丽乎土，此积形之成乎地者也。丹天之气，横牛女之墟，临戊癸之位，是为火运。黅天之气，呈心尾之分，临甲己之位，是为土运。苍天之气，经于危室柳鬼，临丁壬之位，是为木运。素天之气，经于张翼娄胃，临丙辛之位，是为水运。五运所经，二十八宿与十干之分昭然可见。因此以纪五天而明五运，则是形气浑沦之初，已符五星之精矣。

形精相感，化出品汇[①]。五行迭运而不穷，五星递照而不忒。故曰：七曜纬虚，五行丽地。地者，所以载生成之形类；虚者，所以列应天之精气。形精之动，犹根本之与枝叶。昧者徒见积气昭乎上，积形位乎下，岁运居乎中，曾未达贯三为一之理也。

变化之用，天垂象，地成形。天地以形精相感，品汇出焉。五行迭运而不穷，地以形运也。五星递照而不忒，天以精照也。七曜纬虚，日月五星行乎天也。五行丽地，木火金水附乎地也。言虚则知地之为实，言地则知虚之为天。地者，所以载生成之形类，形类言五行。虚者，所以列应天之精气，精气言七曜。形精之动，犹本根之与枝叶，曷得以相离哉。昧者徒见积气昭乎上，积形位乎下，岁运居其中。以谓天自运乎，地自处乎，运岁立其中乎。乌知贯三为一，则道无二致，而理亦同归。

五行之气，上应五星，内彻五脏，岁运更治，盈虚相从，非太过则不及。方其过也，气必有螯[②]，已胜者蒙其害。逮其甚也，物极斯反，胜已者亦能乘之。如岁木太过，风气流行，脾土受邪，观岁星之色，则知木气弥盛。岁火太过，炎暑流行，肺金受邪，观荧惑之色，则知火气弥盛。岁土太过，雨湿流行，肾水受邪，观镇星之色，则知

---

① 品汇：万物品类。
② 螯：悖逆。

土气弥盛。邪伤肝木，知岁金之太过，燥气有余，著验乎太白。邪害心火，知岁水之太过，寒气有余，著验乎辰星。得非气有必螯，而已胜者蒙其害欤。

地之五行，在天为五星，在人为五脏。岁运之太过不及，则五星五脏之应，若合符契。方其过也，气必有螯，已胜者蒙其害，盛则制已所不胜故也。逮其甚也，物极斯反，胜己者亦能乘之。太过而病，则已所不胜者，侮而乘之故也。岁木太过，发生之纪也。风气流行，脾土受邪者，土得木而达也。岁星于此，光明为甚，木盛故也。岁火太过，赫曦之纪也。炎暑流行，肺金受邪，金得火而缺也。荧惑于此，光明为甚，火盛故也。岁土太过，敦阜之纪也。雨湿流行，肾水受邪，水得土绝也。镇星于此，光明为甚，土盛故也。邪伤肝木，木得金而伐也。故知岁金之太过，燥气有余，金有余，故著验乎太白。邪害心火，火得水而灭也。故知岁水之太过，寒气有余。水有余，故著验乎辰星。此之谓气必有螯，而已胜者蒙其害欤。

如木运过甚而肝自病，太白之色得以复其守。火运过甚而心自病，辰星之色得以复其守。土运过甚而脾自病，岁星之色得以复其守。金甚则肺病，荧惑之色得以复其守。水甚则肾病，镇星之色得以复其守。得非物极斯反，而胜己者亦能乘之欤。

木甚而病，太白之色复其守，胜木者也。火甚而病，辰星之色复其守，胜火者也。至脾病而岁星复其守，肺病而荧惑复其守，肾病而镇星复其守，皆反为己不胜者所胜也。凡气有余，则制己所胜，而侮所不胜。以其侮所不胜，及其病，而不胜者乘而胜之，此所以为复其守也。此之谓物极斯反，而胜己者能乘之。

凡兹岁运太过所应然尔，若其不及，则胜复行焉。如木不及而金胜，则星应乎太白。火不及而水胜，则星应乎辰。土不及而木胜，则星应乎岁。金不及而火胜，则星应乎荧惑。水不及而土胜，则星应乎镇。至于胜极来复，则木运之岁，荧惑克金，火运之岁，镇星克水，土运之岁，太白克木，金运之岁，辰星克火，水运之岁，岁星克土。其相克者，乃所以相合。

木不及而金胜，火不及而水胜，土不及而木胜，金不及而火胜，水不及而土胜，五行相克之理也。金胜而星应乎太白，水胜而星应乎辰，木胜而星应乎岁，火胜而星应乎荧惑，土胜而星应乎镇，五星之盛，各从其类也。至胜极来复，则木运之岁荧惑克金，火运之岁镇星克水。荧惑，火也。火，木子也。镇星，土也。土，火子也。克金克水，子复母仇也。若太白克木，辰星克火，岁星克土，其复一也。相胜而克之于前，而又有复之于后，故谓之其相克者，乃所以为相治也。

五运之政，犹权与衡，高者抑之，下者举之，化者应之，胜者复之，要皆适其平而已。夫惟平气协应，故星轨循度，疾疢不作，于此可以察天地之和也。

衡之低昂，视权之进退而后得其平。五运之政，高者抑之，下者举之，化者应之，胜者复之，犹权衡焉，欲适其平而已。岁运之纪，上则五星系焉，内则五脏属焉。是以平气协应，则五星循度，疾疢不作。于此可以察天地之和也。真人在御，财成其道。辅相其宜，均调适平。使五星循度，而天昭其功，疾疢不作，而民无夭孽。薰为太平，郁为嘉瑞，充塞乎宇宙之间，无非天地之和。

或曰胜复之岁，不能无灾。然九州异域，九星异宫，阴阳沴气，亦不遍及。如少角之岁，木运不及，则灾青之分①；少徵之岁，火运不及，则灾扬之分；少宫之岁，土运不及，则灾豫之分；少商之岁，金运不及，则灾梁之分；少羽之岁，水运不及，则灾冀之分。

---

① 灾青之分：青州受灾。下文"灾扬之分""灾豫之分""灾梁之分""灾冀之分"义同。

胜复之岁，岁运不及，故不能无灾。九州异域，若冀在坎，扬在离，青在震，梁在兑之类也。九星异宫，若一宫天蓬，九宫天英，三宫天冲，七宫天柱之类是也。阴阳渗气，亦不遍及。灾不及之分也。如少角之岁，木运不及，则散落之灾，灾青之分，东方震三宫也。少徵之岁，火运不及，则燔焫之灾，灾扬之分，南方离九宫也。少宫之岁，土运不及，则霖溃之灾，灾豫之分，中央土五宫也。少商之岁，金运不及，则苍陨之灾，灾梁之分，西方兑七宫也。少羽之岁，水运不及，则冻雪霜雹之灾，灾冀之分，北方坎一宫也。

木火土金，皆有应宫，然非正司也，不为灾眚①。特居乾坤艮巽之分，以为之应尔。水无应宫者，是又天地之父母，万物之所从出，太一为水之尊号故钦。触类推之，则五音所合，五色所②象，五事③所主，五常④所本，皆形精攸⑤应，自然之理也。

木应四宫，火应八宫，东南东北之维也。土应二宫，金应六宫，西南西北之维也。木火土金，皆有应宫者如此。然非正司也，不为灾眚，特居乾坤艮巽之方以为之应尔者，言当四隅，而不当四方之正也。水无应宫者，是又天地之父母，万物之所从出。太乙为水之尊号者，太极元气，函三为一，水之真精，肇于是焉。天地万物，由此而始。太乙尊号，特立不群，故无应宫。触类推之，则五音所合，五色所象，五事所主，五常所本，皆形精攸应自然之理者。盖五者天数之中，受之可以立命，以之可以制命。三天为阳，足以合六。两地为阴，足以合九。形在乎下，精昭乎上，得此故也。如之何而不相应

---

① 灾眚：灾殃。
② 色所：原脱，据注文补。
③ 五事：貌言视听思。
④ 五常：仁义礼智信。
⑤ 攸：于是。

哉。是以发为五音，显为五色，五事之所以为性之真，五常之所以为德之大，其本一也。此之谓自然之理，又孰得以人伪而加毫末于其间耶。

政治权衡章第四

【点评】政治，即运气之政的治理；权衡，即平衡。政治权衡，即运气的变化以平为要。本章论述了运气相合的顺与逆、太过与不及的表现，强调了运气变化"亢则害，承乃治"的思想。

成变化，行鬼神，往来无所终穷者，莫大于五行。在天之为气，在地之为形，由中之为运，其有外于是哉！于是有相生相继，相克相治者。相生相继则相得者也，为和为平，是为卒①气。相克相治则不相与者也。有胜有复，有过有不及，其变不可胜察矣。

物之生，从于化。物之极，由乎变。由人道而私焉为鬼，由天道而公焉为神，变化之不测者也。以五形而成鬼神，至幽者也。以五形而迭往迭来，还相为本，如环无端，曷得其终穷耶。气立于天，形布于地，运行其中，无适而非五行也。相生以相继，父子之道也。相克以相治，夫妇之道也。相继者，和而无乖，平而无陂，是为和平。相克者，有胜于前，有复于后。有余者过，不足者不及，其变遂至于不可胜察矣。

虽然，以迹而观，固有差数②。及揆之理，以平为期而已。故曰：知其要者，一言而终；不知其要，流散无穷。姑摭其要而言之，

---

① 卒：疑作"平"。
② 差数：差别。

有天气生运，有运生天气。有天气胜运，有运胜天气。名虽不同，理皆可考。若二火为天气遇甲，太阴为天气遇乙，阳明为天气遇辛，太阳为天气遇壬，厥阴为天气遇癸，此皆天气生运也。天气生运，斯为顺化①。

五运之政，犹权与衡，要之适其平而已。知以平为期，是谓知其要者，一言而终也。不知其要，则消息盈虚，数何由推？升降往来，理何由得？故流散无穷也。天气生运，运生天气。天气胜运，运胜天气。所谓要也。二火为天气遇甲，甲子、甲午、甲寅、甲申之胜也。太阴为天气遇乙，乙丑、乙未之岁也。甲，土也。天气以火生土。乙，金也。天气以土生金。至阳明为天气遇辛，太阳为天气遇壬，厥阴为天气遇癸。所以皆为天气生运也。自上生下，斯为顺化。

若太阴为天气遇癸，二火为天气遇壬，阳明为天气遇己，太阳为天气遇庚，厥阴为天气遇辛，此皆运生乎天气也。运生天气，虽曰相生，然自下生上，较之顺化异矣。

太阴为天气遇癸，癸丑、癸未之岁也。二火为天气遇壬，壬子、壬午、壬寅、壬申之岁也。癸火生太阴，壬木生二火，至阳明为天气遇己，太阳为天气遇庚，厥阴为天气遇辛。所以皆为运生天气也。自下生上，虽曰相得，理难从也。故较之顺化异矣。

至若阳明为天气而遇丁，二火为天气而遇庚，太阴为天气而遇辛，太阳为天气而遇戊，厥阴为天气而遇己，此则天气胜运也。太阳为天气而遇甲，二火为天气而遇丙，太阴为天气而遇丁，阳明为天气而遇癸，厥阴为天气而遇乙，此则运胜天气也。气运上下相胜，不同斯弗和矣。

---

① 天气生运，斯为顺化：如"二火为天气遇甲"句，天气为二火属火，火生甲土，相生为顺，故言"顺化"。

阳明为天气而遇丁，丁卯、丁酉之岁也。二火为天气而遇庚，庚子、庚午、庚寅、庚申之岁也。丁，木也。受制于阳明。庚，金也。受制于二火。太阴土而遇辛水，太阳水而遇戊火，厥阴木而遇己土，其受制于天气一也，是谓天气胜运。太阳为天气而遇甲，甲辰、甲戌之岁也。二火为天气而遇丙，丙子、丙午、丙寅、丙申之岁也。甲，土也。足以胜太阳。丙，水也。足以胜二火。太阴土而遇丁木，阳明金而遇癸火，厥阴木而遇乙金，其见制于岁运一也，是谓运胜天气。或气胜运，或运胜气，上下相胜，不同斯弗和矣。

非特此也，以支干相合而论之，理亦如此。甲、丙、戊、庚、壬五者皆阳干，申、子、辰、寅、午、戌六者皆阳支，以阳干配阳支，二阳用事，其气常盛，故运行太过。乙、丁、己、辛、癸五者皆阴干，亥、卯、未、巳、酉、丑六者皆阴支，以阴支配阴干，二阴用事，其气常衰，故运行为不及。运行太过，数盈而多。运行不及，数亏而少。《经》所谓：太过者其数成，不及者其数生是也。

《六微旨大论》曰：天气始于甲，地气始于子。子甲相合，命曰岁立。谨候其时，气可与期。盖柝于甲，屈于乙，阳上而外为丙，与阴相丁为丁，戊左右有出入之道，己戻左有得己之理。更于庚，新于辛，胎于壬，彻于癸，此十者谓之干。生于子，纽于丑，见于寅，辟于卯，辰为过中，巳为正阳。午则阴在上，未则木重彻。申述阳也，酉阴中也。阳藏于戌，阴纯于亥，此十二者谓之支。甲、丙、戊、庚、壬皆阳干，申、子、辰、寅、午、戌皆阳支。支干之阳，先阴者也。以阳干配阳支，二阳用事，其气常盛，故运行为太过，阳道常饶也。乙、丁、己、辛、癸皆阴干，亥、卯、未、巳、酉、丑皆阴支。支干之阴，继阳者也。以阴支配阴干，二阴用事，其气常衰，故运行为不及，阴道常乏也。惟常饶故数盈而多，惟常乏故数亏而少。《经》所谓太过者其数成，不及者其数生是也。成言无亏，生言未盈。

太过者，足以胜物而化有余，故有敦阜、坚成、流衍、发生、赫曦①之纪。不及者，或有所制而化不足，故有卑监、从革、涸流、委和、伏明②之纪。物囿③于此，衍耗有无，皆可得而知也。

太过以胜物而化有余。土曰敦阜，积而高故也。金曰坚成，刚而凝也。水曰流衍，泮而溢也。木曰发生，达而荣也。火曰赫曦，炎而明也。不及者，或有所制而化不足。故土曰卑监，守乎下也。金曰从革，顺火化也。水曰涸流，竭其源也。木曰委和，则委而不振。火曰伏明，则伏而不发。运之太过不及，物物系焉。此衍耗有无所以皆可得而知也。

若乃天符岁直，三合为治。与夫太过不及同天化，太过不及同地化，此则相应相与，亦谓之平气。惟变行有多少，病形有微甚，生杀有早晏耳。

应天为天符，运与气相符也。承岁为岁直，运与岁相会也。一者天会，二者岁会，三者运会，是以谓之三合。三合为治，命曰太乙天符之会也。《六元正纪大论》曰：太过而同天化者三，不及而同天化者亦三。太过而同地化者三，不及而同地化者亦三。凡此二十四岁也。其加也，太过而加同天符，不及而加同岁会。其临也，太过不及，皆曰天符。此则相会相与也，亦谓之平气也。《六微旨大论》曰：天符为执法，岁会为行令，太乙天符为贵人。邪之中人也，执法者速而危，行令者徐而持，天符太乙者暴而殆。推此则变行有多少，病形

---

① 敦阜、坚成、流衍、发生、赫曦：分别为土运、金运、水运、木运、火运太过之年。

② 卑监、从革、涸流、委和、伏明：分别为土运、金运、水运、木运、火运不及之年。

③ 囿：局限。

有微甚，生杀有早晏可见矣。

是以阴阳之气，不可一于太盛，亦不可一于太衰。盛衰既甚，无以济①之，非所以全岁功也。胡不观相火之下，水气承之，土位之下，风气承之乎？盖亢则害，承乃制。必底②平均，莫或偏胜，斯可与论至和之道。

阴阳之气，不可一于太盛，亦不可一于太衰。盛必有以济其过，衰必有以济其不及。是乃所以全岁功。火克金，金生水。则金于火，妻道也。而水，子道也。土克水，水生木。则水于土，妻道也。而木，子道也。相火之下，水气承之。土位之下，风气承之，子承父焉。而水之于火，木之于土，亢则害，承乃制。亢斯甚，制斯微，相克以相治也。圣人于此，高者抑，下者举，财成辅相，必底平均，莫或偏胜，斯所以为至和也。

生气资治章第五

【点评】生气，即生化之气；资治，即凭借谷药之气味使返之于平。本章论述了如何通过谷药之气味以资助生化之气，以纠正太过或不及的运气对人体的不利影响，强调了谷药之用在于"平治抑扬为事而已"的思想。

神机气立，出入升降。喘蠕肖翘③，无非生化之宇，方且④与时

---

① 济：止也。
② 底：通"抵"。
③ 喘蠕肖翘：喘蠕，无足之虫；肖翘，细小能飞的生物。
④ 方且：尚且。

推迁。使腑脏无过不及之伤，则谷药气味有损益多寡之理。盖太和滋育，有象涵融，稼穑作甘，冲气尤足。岁谷①、间谷②，特异于药石③气味之宜。凡以谷气充实，全真保精，非止生克欲恶，以平治抑扬为事而已。故六气分治，运居其中。司天在泉，气相合也。太过不及，运相随也。天地升降，气交而生化。食谷不言运，专于六气者，以生化之本肇于此。

根于中者，命曰神机。根于外者，命曰气立。或出或入，或升或降，喘蠕之虫，肖翘之物，无非生化之宇也。方且与时推迁者，各有制，各有胜，各有生，各有成，制胜生成之不同，故谷药气味，有损益多寡，乃所以使腑脏无过不及之伤也。太和滋育，有象涵融，生化之原，物无殊禀也。然或得其偏而不全，则备天地阴阳之和而不偏者，稼穑而已。故稼穑作甘，冲气尤足。若是者，天五之土所种故也。周官言：五药疗之，五气养之，五味节之，而不及五谷。则知谷非特疗之、养之、节之而已。胃纳之而播气于诸脉者，此所以为民命也。岁谷、间谷特异于药石气味之宜。凡以谷气充实，全真保精者，非止生克欲恶，以平治抑扬为事而已者此也。六气分治，运居其中，则气运相参，司天在泉，气相合者，上下之分也。太过不及，运相随者，盈虚之理也。天地升降，气交而生化。食谷不言运，专于六气者，两者交通成和，则气而已。故生化之本肇于此。

岁谷者，司天在泉之谷也。若太阳司天，食以元黅之属。间谷者，左右司步之谷也。若太阳司天，阳明、厥阴间于天，少阴、少阳间于地，或食苍、白、丹之属。岁谷所以全真安气，间谷所以保精去邪。

---

① 岁谷：与主岁之气相合之谷类。
② 间谷：熟于主岁左右之谷物。
③ 石：原作"食"，据文意与注文改。

司天在泉为正，故其谷为岁谷。间气者为偏，故其谷为间谷。太阳司天，则太阴在泉。太阳为元，太阴为黔，故其谷以元黔。太阳司天，阳明为右，厥阴为左，以间于天。少阴为右，少阳为左，以间于地。厥阴为苍，阳明为白，少阴、少阳为丹，故或食苍、白、丹。岁谷所以全真安气，间谷所以保精去邪。全真非特保精而已，安气非特去邪而已。

天地同德，气专化淳。若少阳、厥阴，寅申、巳亥之岁，不言食谷间气者以此。天地合德，中有以相克，间谷当资以治也。若阳明、少阴司天在泉，为子午、卯酉之岁，金火相克，金柔而火胜，取太阳间谷之水以抑火。太阴司天，太阳在泉，为丑未之岁。土水相克，水柔而土胜，取厥阴间谷之木以抑土，是谓有余抑之也。然太阳司天，太阴在泉，辰戌之岁，水土合德，言食岁谷而不言食间谷者，土性就下，既已在泉，不能上克司天之水也。食岁谷以全真，避虚邪以安正而已。此六气食谷之异也。

天地同德，气专化淳。若少阳、厥阴，寅申、巳亥之岁，不言食岁间谷者，盖少阳司天，则厥阴有泉；厥阴司天，则少阳在泉。少阳相火，厥阴风木，火木同德，气专化淳也。少阳之政，寅申之纪也。厥阴之政，巳亥之纪也。其气专，其化淳，则无俟于食谷，故不言食岁间谷也。天地合德中有以相克，则非气专化淳，故食间谷当资以治也。若阳明、少阴司天在泉，为子午、卯酉之岁。则阳明，金也。少阴，火也。故金火相克，金柔而火胜，取太阳间谷之水以抑火。子午之纪，曰食间谷以辟虚邪。卯酉之纪，曰食间谷以去其邪者以此。太阴司天，太阳在泉，为丑未之岁。土之胜水者亦然。故其纪曰食间谷以保其精也。惟太阳司天，太阴在泉，为辰戌之岁，土亦胜水也。亦食岁谷而不言食间谷者，土性就下，既已在泉，不能上克司天之水也。故其纪曰，食岁谷以全真，避虚邪以安正而已。《六元正纪大论》或不言食岁谷、间谷，或言食岁谷而不言食间谷者，其义可知矣。是谓六气食谷之异也。

若乃六气用事，五味有补泻；五运司化，六气有同异。《经》言：太阳司天，太阴在泉，虽以辰戌十岁为言，然五运同异，必辨其详。初曰岁宜以苦燥之、温之，以寒水宜温①，湿土宜燥②也。然金水土运，斯同寒湿。木火之运，斯异寒湿。同者宜以燥热，异者当以燥湿，不可概以苦燥为治。推是则六气同异，理皆如此。

五味补泻，盖损益之制也。六气同异，盖变化之理也。太阳司天，太阴在泉，虽以辰戌十岁为言，然五运同异，必辨其详。此言辰戌之纪也。辰戌合甲丙戊庚壬而为十岁，十岁之中，或同或异，不可不辨。岁宜以苦燥之温之。以寒水宜温，言司天也。湿土宜燥，言在泉也。寒者司天之气，湿者在泉之气，金水土运，斯同寒湿者，司天水也，在泉土也。土生金，金生水，金水土三者无所胜克，斯同寒湿，故同者宜以燥热。木火之运，斯异寒湿者，木胜在泉之土，火为司天水所胜焉。异于司天在泉之气，斯异寒湿，故异者当以燥湿，不可概以苦燥为治。推是则六气同异，皆可以类见矣。

《经》言：岁土太过，虽曰湿气流行，而运有加临，必辨其气。若甲子、甲午，必曰中苦热者，以湿土大过，燥以热之也。然甲辰、甲戌，虽曰太宫，而土临辰戌，是谓岁会。止曰中苦温者，以岁会气和，不可概以苦热为宜。推是则五运加临，理皆如此。

土为湿化，故敦阜之纪，岁土太过，湿气流行，运之加临，有同有异，故必辨其气。若甲子、甲午，必曰中苦热者，以湿土太过，燥以热之也。盖子，水也。午，火也。甲运之于水火相异也。湿土太

① 寒水宜温：以言太阳司天。
② 湿土宜燥：以言太阴在泉。

过，燥以热之宜矣。甲辰、甲戌，虽曰太宫，而土临辰戌，是为岁会。盖甲，土也，辰戌亦土也。两者相会，故曰岁会。止曰中苦温者，以岁会气和，苦温可也。于苦热则有所不必焉。举此则他可知矣。故推是则五运加临，理皆如此。

又况客主之气，同为补泻。客气补泻之中，必和以所宜。天地之气，同有治淫胜复。天气之淫，言平而不言治，亦以客气当用事，天气当司岁。虽曰治之，实有以从之。非若主气在泉，其令不专，此药食气味之用也。

补不足，泻有余，淫者治，胜者复，此气之所以适其平。客气补泻之中，必和以所宜。其与主气异矣。天气之淫，言平而不言治，其与在泉异矣。以客气当用事，天气当司岁，尤戒其治之太过，而失其平也。至是则药食气味之用，得其宜矣。

夫天地不外乎阴阳，阴阳不远于度数。即度数以观天地之位，则时立气布，可推测而知。即度数以观天地之化，则至神不测，不可即粗为得也。惟超出乎度数者，然后可以论变化生成之道。

天地不外乎阴阳，则因阴阳可以尽天地之道。阴阳不远于度数，则因度数可以见阴阳之理。时立气布者，在乎度数之间，故可推测而知。至神不测，则越乎度数之外，故不可即粗为得也。真人御世，施五谷之养，调五味之化，适补泻冶淫之宜。方且提挈天地，把握阴阳，呼吸精气，独立守神，岂拘于度数之域，是为超出乎度数，而论变化生成之道也。

卷之六·食颐篇

【点评】食颐，即食养。本篇主要论述了食疗问题，也涉及部分药物治疗内容，包含了因时调节章、固本全冲章、明庶慎微章三章。本篇分别论述了如何根据四时温热凉寒以调节饮食，食用有益于五脏的谷畜果菜以养生防病；如何以谷、药来养正固本，祛邪全冲；如何通过饮食禁忌，防微杜渐，防止因饮食失宜而损伤人体和气等内容。尤其是其倡导的"胃气为本，不以人胜天""以谷气为先"治病原则，体现了《圣济经》一以贯之的"重胃气"思想，是对《素问·五常政大论》"化不可代，时不可违"的进一步发挥。而其"不食四戒"（物不时成不食、烹饪失节不食、色恶者不食、臭恶者不食）的饮食禁忌，则具有重要的现实指导意义。

山下有雷，于卦为颐。上止下动，交相养也。颐中有物，养之道也。人皆知谷畜之类可以为养，殊不知物性有相戾，物宜有畏恶。智者于此，使顺阴阳之义，取稼穑之和，审气味之宜，则致养之道得矣。

因时调节章第一

【点评】因时调节，即食饮要根据时令变化来调节，"以时为宜"。人不可一日不食饮，故"全生之术，此其要者"。本章在"饮和食德"的基础上，论述了如何根据四时温热凉寒以调节饮食，食用有益于五脏的谷畜果菜以养生防病。

食饮致用①以六谷、六牲、六清②者，举地数③之中也。疾病致养以五味、五谷、五药者，举天数④之中也。夫物芸芸，俱受天地之中，胃围天五，冲气属焉。资动植为形精之养，岂能外天地之中数？故食羹酱饮，有四时温热凉寒之视；鼎俎笾豆，有阴阳奇偶之象⑤。凡以四时阴阳不可偏废故也。

稌、黍、稷、粱、麦、菽者，六谷也。马、牛、羊、豕、鸡、犬者，六牲也。水、酱、醴、酿、医、酏者，六清也。食用六谷，膳用六牲，饮用六清，所以为饮食之用。其数以六者，六为地数之中也。咸、苦、酸、辛、甘者，五味也。麻、黍、稷、麦、豆者，五谷也。草、木、虫、石、谷者，五药也。五味养精，五谷养形，五药疗病。所以为疾病之养，其数以五者，五为天数之中也。食饮致用，未始有变，故举地数之中。疾病致养，未始有常，故举天数之中。夫物芸芸，受中以立，所谓命也。冲和之气，胃实围焉。或动或植，天地之产，虽则不同，资为形精之养，以入于胃者，岂能外天地之中数哉？是故饭宜温食，齐眠春时。羹宜热羹，齐眠夏时。酱宜凉酱，齐眠秋时。饮宜寒饮，齐眠冬时。鼎俎以实天产，其数奇，阳之义也。笾豆以实地产，其数偶，阴之义也。或取于四时，或取于阴阳而不偏废，

① 致用：尽其所用。
② 六清：六饮，据《周礼·天官·浆人》载："水、浆、醴、酿、医、酏"。
③ 地数：十二地支之数。
④ 天数：十天干之数。
⑤ 鼎俎笾豆，有阴阳奇偶之象：鼎俎，鼎和俎，古时祭祀用具；笾豆，竹制为笾，木制为豆，古时祭祀礼器。《礼记·郊特牲》："鼎俎奇而笾豆偶，阴阳之义也。"

所以食之而底于安平也。

是以春气温，食麦以凉之。夏气热，食菽以寒之。秋气燥，食麻以润之。冬气寒，食黍以热之。春夏为阳，食木火之畜以益之。秋冬为阴，食金水之畜以益之。长夏土也，食稷与牛，则以胃气为本，无时而不谨养也。春祭先脾，养土也。夏祭先肺，养金也。秋祭先肝，养木也。水静而辨，莫能胜也，故冬祭先肾。土居中央，故长夏之祭先心。

麦之为谷，其性凉。菽之为谷，其性寒。春温夏热，春不可一于温也，故食麦以凉之。夏不可一于热也，故食菽以寒之。麻之为谷，其性润，黍之为谷，其性热。秋燥冬寒，秋不可一于燥也，故食麻以润之。冬不可一于寒也，故食黍以热之。鸡，木畜也，司晨而有东方之仁。羊，火畜也，跪乳而有南方之礼。春夏食木火之畜以益之，春夏养阳故也。犬，金畜也，守御而有西方之义。豕，水畜也，发隐而有北方之智。秋冬食金水之畜以益之，秋冬养阴故也。稷之色黄而味甘，故为土谷。牛之性顺于牵，傍以示信，故为土畜。长夏土也，胃亦土也。胃者，水谷之府，流播于诸脉，故长夏食稷与牛，以谨养胃气焉。方春木旺为胜土也，故祭先脾以养之，方夏火旺为胜金也，故祭先肺以养之。方秋金旺为胜木也，故祭先肝以养之。凡五行动而与物交，则胜彼矣。至于静而与物辨，莫能胜焉。冬祭先肾，为是故也。土居中央，分王四时，长夏之祭先心，心居中故也。

肝苦急，缓以粳米、牛肉、枣、葵之甘。心苦缓，收以小豆、犬肉、李、韭之酸。肺苦气上逆，泄以麦、羊肉、杏、薤之苦。肾苦燥，润以黄黍、鸡肉、桃、葱之辛。脾为中州，性虽苦湿，藏真所禀，其气欲濡，则佐以所利，大豆、豕肉、栗、藿之咸是已。此皆阴阳、五行、气味，见于谷畜果菜，虽皆五脏之养，未尝不以胃气为本。

春酸、夏苦、秋辛、冬咸，调以滑甘，五味之宜，各因时也。辛散、酸收、甘缓、苦坚，咸软，五味之性，各有用也。急者济之以缓，缓者济之以收，逆则泄以济之，燥则润以济之，相济以相成也。粳米、牛肉、枣、葵，味皆甘也。肝苦急，急食甘以缓之，所谓急者济之以缓也。小豆、犬肉、李、韭味皆酸也。心苦缓，急食酸以收之，所谓缓者济之以收也。麦、羊肉、杏、薤味皆苦也。肺苦气上逆，急食苦以泄之，所谓逆则泄以济之也。黄黍、鸡肉、桃、葱味皆辛也。肾苦燥，急食辛以润之，所谓燥则润以济之也。至于脾为中州，性虽苦湿，然脏真所禀，其气欲濡，则以咸润焉，所以佐之也。故其食宜以大豆、豕肉、栗、藿之咸。五谷为养，五畜为益，五果为助，五菜为充，皆阴阳五行之至理也，君子之食当仿焉。《五脏别论》曰：胃者，水谷之海，六腑之大源也。五味入口，藏于胃，以养五气，则五脏之养，又皆以胃气为本也。是以谷畜果菜虽养五脏，然皆由胃而播焉。

盖天地之专精为阴阳，阴阳袭①精为四时，四时散精为万物。惟人万物之灵，备万物之养，饮和食德，以化津液，以淫筋脉，以行营卫。全生之术，此其要者。《内经》论食饮有节，为知道之人。凡以穷理尽性，非特从事于肥甘而已。况五方之民，嗜欲不同味，阴阳之一偏，故有一偏之病。养生者所以欲消息应变，不欲久服。虽五谷致养，犹有过食生患，如豆令人重者，矧非稼穑者乎？

真精之府，本无二致，天地专之，妙生成于阴阳。阴阳袭之运，运合辟于四时。四时代散，散之为万物。万物离张得之为性命，均物也。惟人为物之灵，故能备万物之养，以饮天和，以食地德，化津液而润五脏，淫筋脉而溉经络，行荣卫而通血气，达全生之术而得其要。饮食有节，不以嗜欲荡其情性，有道者能之。盖穷理而不迷，尽

---

① 袭：受也。

性而不惑，夫岂徒弊弊然，从事于肥甘之美而已哉！彼五方之民，嗜欲不同。或食鱼而嗜咸，其病痈疡。或食胕而嗜酸，其病挛痹。以其味阴阳之一偏，故有一偏之病也。养生者诚能和阴阳之消息，随时服食，无偏其所嗜，则葆精全真，于是乎在。盖五谷为养，豆其一也，苟多食焉，且令人重。矧非稼穑，其为伤也多矣。故庄子曰：饮食之间，不知为之戒者过也。

　　故食鹊者巧，食鸠者蠢，食鹗者强，食狐者惑。菌以蒸成，食菌则伤，不若芝之益寿，气之和乖①异也。鱼以湿化，食鲤则损，不若鲫之益胃，物之形化殊也。凡物性味久，能易志而引年，其可属性于五味，失至理之求哉！

　　鹊知太岁，故食鹊者巧。鸠拙于营巢，故食鸠者蠢。鹗善击搏，故食鹗者强。狐性多疑，故食狐者惑。不知晦朔者，菌也，食之则伤。不若芝备五行之秀，可以益寿，气之和乖异也如此。不能循变者鲤也，食之则损，不若鲫备稼穑之和，可以益胃，物之形化殊也如此。以至一物具一妙理，一脏形一妙义。故凡物性味久，斯能易志而引年，是又养生者不可不察也。

　　夫醴泉却老，腊雪弭毒，菊水愈痹。水本无二，天地草木之和气异传也。春取榆、柳，夏取枣、杏，秋取柞、楢②，冬取槐、檀，变四时之火以救时疾。火本无二，四时之木气异传也。水火之用，见于朝夕烹饪，圣人每致其变，况夫气味生克，消息盈虚系焉。以时为宜，庸可忽诸！

　　在天者莫明于日月，在地者莫大于水火，在人者莫重于精神。为月为水者，坎也，人得之为精。为日为火者，离也，人得之为神。水

----

① 乖：不和。
② 柞、楢：木名，皆为壳斗科麻栎属。

火之体，充满太虚，无不在焉。以五行推之，木出于土，水滋焉，灌之而升；火宿焉，钻之而出。金生于土，水藏焉，蒸之而润；火伏焉，击之而光。水克于土，亦可以滋土。故土不得水则不生，水不得土则不停。土出于火，亦可以养火。故土不得火则不生，火不得土则不存。是则，水，阴也；火，阳也。一阴一阳，其道无乎不在者也。水之性无乎不在，故天地草木之和气异传，水亦与之俱焉。或为醴泉而却老，或为腊雪而弭毒，或为菊水而愈痹，以无不在之性，而托于天地之气物者然也。火之性无乎不在，故四时之木气异传，火亦与之俱焉。或榆、柳取于春，或枣、杏取于夏，秋取柞、楢，冬取槐、檀，以无不在之性，而见于四时之木气者然也。昔易牙于水，饮之而能辨淄渑之合。师旷于饮，食之而能知劳薪之爨。水火之异也如此。见于朝夕烹饪，圣人每致其变，凡以至理所寓，不可苟也。况夫气味生克，消息盈虚之理系焉。饮食之间，乌得不慎而以时为宜耶！

固本全冲章第二

【点评】固本全冲，即以谷、药来固护根本，保全人体冲和之气。无病当以五谷养正，有疾则以药石攻邪。本章论述了如何以谷、药来养正固本，祛邪全冲。倡导治疗"必以谷气为先"，以"胃气为本，不以人胜天"。

谷者，养真之物，冲和寓焉。药者，攻邪之物，慓悍出焉。中古服汤液醪醴，以去八风五痹，毒药之攻不施者，邪却精胜，不必以齐①

————————

① 齐：通"剂"，药剂。

主治也。有生之大，形精为本。地产养形，形不足者温之以气。天产养精，精不足者补之以味。形精交养，华实不亏，虽有苛①疾，勿能为害。

太和滋育，有象涵融。稼穑作甘，冲气完足。故谷者养真之物，冲和寓焉。有君有臣、有佐有使，或治以大毒，或治以小毒，故药者，攻邪之物，慓悍出焉。上古之治，移精变气，汤液醪醴，为而弗用。中古之世，病至而治。色浅者，则治以汤液。色深者，则治以醪醴，于以去八风五痹之病。八风者，四维四方之风也。五痹者，皮、肉、筋、骨、脉之痹也。《灵枢经》曰：风从东方来，名曰婴儿风。其伤人也，外在于筋，内舍于脾。风从东南来，名曰弱风。其伤人也，外在于肉，内舍于胃。若此之类，是谓八风。以春甲乙遇此者为筋痹，以夏丙丁遇此者为脉痹，若此之类，是谓五痹。八风五痹，毒药之功不施者，凡以邪却于外，精胜于内，不必以齐主治也。地产养形，形食味，若形不足者，则以天产之气温之。天产养精，精食气，若气不足者，则以地产之味补之。以养精者温形，以养形者补精，则华实不亏而气体充，虽有苛疾，曾何得以为害乎？

况谷入于口，聚于胃，胃为水谷之海，喜谷而恶药，药之所入，不若谷气之先达。治病之法，必以谷气为先。正其卒伍，然后可以语兵革。备其土木，然后可以语堤防。调其荣卫，然后可以语汤剂。荣卫衰微，则何以御悍毒之药？是以或养或益，或助或充，禀贷②有多寡，治养有先后。举皆百物委和，以合天地之太和。圣人所谓无毒治病，十去其九者，奚专于药石为事耶？

---

① 苛：原作"奇"，据医理改。《素问·四气调神大论》："故阴阳四时者，万物之终始也，死生之本也，逆之则灾害生，从之则苛疾不起。"

② 禀贷：禀赋，此处指人之精气。

《素问》曰：胃者，水谷之海，六腑之大源也。盖谷入于口，聚于胃，仓廪之官，五脏之本也。是以喜谷而恶药。药之所入，不若谷气之先达。盖谷，土也。胃，亦土也。冲气相合，乌乎而不达。此治病之法，必以谷气为先也。谷气为先，则汤液剂为后。所以为先者，先调其荣卫也。荣卫之于汤剂，犹卒伍之于兵革，土木之于堤防。卒伍既正，则兵革借而强。土木既备，则堤防借而固。荣卫既调，则汤剂借而行。若乃血荣气卫衰微而不盛大，则何以御悍毒之药？是以五谷之养，五畜之益，五果之助，五菜之充，因其禀贷之多寡，以致治养之先后。举皆百物委和，以合天地之太和，不可忽也。盖百物之和，得于太和，以其委和，以合太和，则和气保全，尚何待于悍毒乎！盖大毒治病，十去其六。常毒治病，十去其七。小毒治病，十去其八。曾未若无毒治病，十去其九也。唯有取于无毒，则奚专于药石为事耶？

况物具一性，性具一理①。其常也，资是以为食；其疾也，审此以为治。在人在物，初无彼此，随证致用，皆有成理。故气相同则相求，若麻，木谷而治风；豆，水谷而治水也。气相克则相制，若牛，土畜，乳可以止渴疾；豕，水畜，心可以镇恍惚也。气有余则补不足，若熊肉振羸，兔肝明视也。气相感则以意使，若鲤之治水，鹜之利水也。乃若疏关节，达气液，葱之能忽②；闭邪③御臭，姜之能强；发汗散气，芥④之能介；苋⑤能除翳，有取于见；芡⑥能益气，有取于

---

① 物具一性，性具一理：凡天地所生之物，必有温热凉寒之性，温热凉寒之性必蕴法天象地之理。

② 忽：急速。喻葱疏关节，达气液之功的速捷。

③ 闭邪：抵御邪气。

④ 芥：芥子，可发汗。

⑤ 苋：苋菜子，可明目退翳。

⑥ 芡：芡实。

欠。以至柚已愤厥①，葵滑养窍，薤愈胸痹，藕破蕴血，又皆禀自然之气，为治疾之最，惟智足以周知。因鼎俎之欲，措诸治疗之间，辅以草苏草荄之枝，乃本末为助，标本两得之道也。昔人论真邪之气者，谓汗生于谷，不归功于药石。辨死生之候者，谓安谷②则过期，不推数于五脏。凡以明胃气为本，不以人胜天也。

性托于形，故物具一性。理出于性，故性具一理。其常也，资是以为食，见于日用者是也。其疾也，审此以为治，见于调节者是也。在人在物，初无彼此，随证致用，皆有成理者。盖万化同原，出乎一气，假彼治此，各有理焉。麻，木谷也，而能治诸风，盖风木属也。豆，水谷也，而能治水胀，盖胀因水也。所谓气相同则相求者如此。土克水，而土畜之牛，其乳可以止渴疾，盖渴疾原于肾也。水克火，而水畜之豕，其心可以镇恍惚，盖恍惚原于心也。所谓气相克则相制者如此。熊强毅而有所堪能，而肉能振赢。兔感明望月而生，而肝能明视，则气有余而补不足也。鲤生于水也，而于水肿能有所治。鹜习于水也，而于水道能有所利，则其气相感而意使也。乃若关节或壅，葱能疏之。气液或滞，葱能达之，所谓忽也。毒邪之害，姜能除之，臭气之秽，姜能御之，所谓强也。汗能发之，气能散之，芥之介也。以去青盲，以治白翳，苋取于见者如此。以益精气，以强志意，芰取于欠者如此。愤厥之疾而柚能已之。九窍之变而葵能滑之。薤味辛温，用以愈胸痹。藕味甘平，用以破蕴血。凡此皆禀气之自然，治疾以是为最也，惟智周乎万物者为能。因鼎俎之欲，措诸治疗之间，而疾靡有不瘳者矣。抑又辅以草苏草荄之枝者，字说谓樵苏者，芰末以为苏，其荄存焉，能复苏也。谓之草苏草荄之枝，则根皆举矣。此本

---

① 柚已愤厥：櫾，即"柚"。《列子·汤问》："吴、楚之国有大木焉，其名为櫾。碧树而冬生，实丹而味酸。食其皮汁，已愤厥之疾。"

② 安谷：病中仍能进食。

末为助，标本两得之道也。虽然，未若谷气之为真也。观夫六气分治，运居其中。司天在泉为岁谷，左右司步为间谷。岁谷所以全真安气，间谷所以保精去邪。凡生气资始，未有不本于此。惟生气资始，必本于此。是以昔人论真邪之气者，所以不归功于药石。辨生死之候者，所以不推数于五脏也。盖胃围天五，水谷之府也。土爱稼穑，冲气所生也。四时之脉，以胃为宗，是谷之与胃，皆得天地之中气也。论真邪者，谓汗生于谷。辨死生者，谓安谷则过期，是以谷气为本也。以谷气为本，则不以人胜天矣。

明庶慎微章第三

【点评】明庶慎微，即要明白众多的饮食禁忌，防微杜渐，防止因饮食失宜而损伤人体和气。本章论述了饮食禁忌的问题，认为"阴之五宫，伤在五味"，五味偏嗜或失宜会损伤人体健康。尤其其提出的不食四戒，即物不时成不食、烹饪失节不食、色恶者不食、臭恶者不食，具有重要的现实指导意义。

物，化生精而成于味；人，味得形而复于化，生[①]缄出入皆天地之神奇。其或气味色臭，有失阴阳之平，则衡气不守。阴之五宫，伤在五味，此食禁者所以为仁爱之道也。夫物不时成[②]，非生气之全。烹饪失节，非水火之既济。色恶者，非气之正。臭恶者，非气之和。圣人于此四者，特有不食之戒，其所防也微矣。

---

① 生：陆本《宋徽宗圣济经》作"机"，当是。机缄，机关开闭，谓推动事物发生变化的力量。

② 物不时成：非应时之物，如反季节蔬菜。

天食人以五气，气养精也。地食人以五味，味养形也。物化生精而成于味，《素问》所谓化生精气，生形是也。人味归形而复于化，《素问》所谓味归形，精得化是也。气味滋荣，无器不有，丽于机缄出入之运，而天地之神奇寓焉。其气其味，其色其臭，或失阴阳之平，则衡气失守矣。《生气通天论》曰：味过于甘，肾气不衡，则衡气者，肾气也。肾藏天乙，气之元也。一失其平，则阴之五宫均受其害。此阴之五宫，伤在五味也。五脏皆阴也。五神所宿之宫，命曰阴之五宫，五宫资五味以养。或气味色臭，有失阴阳之平，则衡气不守，适所以致五味之伤焉。则人之所食，乌得不知所禁邪！即此食禁者所以为仁爱之道也。夫物不时成，非生气之全，惟禀赋得其和者，为可食也。烹饪失节，非水火之既济，惟形馔得其宜者，为可食也。色恶者非气之正，若犬赤股、鸟蟥白之类。臭恶者非气之和，若鱼馁肉败之类。不时不食，失饪不食，色恶不食，臭恶不食，圣人于此四者，其所防者微矣。是以五宫之伤，无自而至。

故山林川泽有异宜，收散坚软有异欲。苟处天地之和，无厌①其所生，无偏其所嗜，无致其所不欲，无忽其所不知，虽根荄之微，无非气体之所资也。是以养生者，既明理之在物，又察理之在我。气味所禁，尤为治病之要。若病在藏，其于饮食有寒热温饱之禁，特避其所恶。食气犹然，况成于味者乎？

山林之间，其动物宜毛物，其植物宜草物。川泽之间，其动物宜鳞物，其植物宜膏物。山林川泽有异宜者，方物之异宜也。寒之气坚，其味可用以软。热之气软，其味可用以坚。风气散而味以收，燥气收而味以散。收散坚软有异欲者，五味之异欲也。异宜异欲，其养人则一也。受天地之委和，处乎两间者，无厌其所生，因其生而有

---

① 厌：嫌弃。

养。无偏其所嗜，因其所嗜而有节。其所不欲，不可致也。其所不知，不可忽也。苟如是，则根荄之微，无非气体之所资也，而况大于根荄之微者乎。养生者既明理之在物，又察理之在我，物我兼明，故食饮之间，调节适其宜矣。气味所禁，尤为治病之要者。五气于藏，各有所凑。五味于藏，各有所入。相生相治，虚实补泻之理在焉故也。若病在藏，其于食饮有寒热温饱之禁，特避其所恶，凡此皆食气也。食气犹然，味可知矣。

　　酸涩以收，多食则膀胱不利而为癃[1]。苦燥以坚，多食则三焦闭塞而变呕。辛味薰蒸，多食则上走于肺，荣卫不时受而心涌[2]。咸味涌泄，多食则外注于脉，胃竭咽燥而病渴。甘味弱劣，多食则胃柔缓而虫动，故中满而心闷，此五味各有所病者也。若乃同气相求，筋属于肝，故酸走筋，筋病则忌酸。肉属于脾，故甘走肉，肉病则忌甘。气属于肺，故辛走气，气病则忌辛。二气相与，火必从水，故苦走骨，骨病则忌苦。水必求火，故咸走血，血病则忌咸。此五味各有所走者也。

　　五味各有所病，以偏其所嗜故也。五味各有所走，以犯其所忌故也。酸涩以收，所入者肝，多食则膀胱不利而为癃，味收太过而不滑也。苦燥以坚，所入者心，多食则三焦闭塞而变呕，味坚太过而不柔也。辛味薰蒸，多食则上走于肺，荣卫不时受而心涌者，薰蒸之甚，而不能以下降也。咸味涌泄，多食则外注于脉，胃竭咽燥而病渴者，涌泄之甚，而不能以润泽也。甘味弱劣，多食则胃柔缓而虫动，故中满而心闷者，弱劣之甚，而不能以刚制也。若是者，岂非偏其所嗜而有所病耶。酸生肝，肝生筋，故酸走筋，筋病则忌酸。甘生脾，脾生

---

① 癃：小便不利。
② 心涌：据《灵枢·五味论》，当作"洞心"。

肉，故甘走肉，肉病则忌甘。辛生肺，肺生气，故辛走气，气病则忌辛。此之谓同气相求。地二生火，阴未有偶，则火必从水，妇之道也。故火之苦走骨，骨病则忌苦。天一生水，阳未有偶，则水必求火，夫之道也。故水之咸走血，血病则忌咸，此之谓二气相与。若是者，岂非犯其所忌而有所走邪。

夫内合五脏，外干形体，气味之禁，皆五行至理。凡病皆生于气者，推此可以类举矣。有为膳夫①之职，而以品尝为言者，知饮食不可忽也。欲以不茹②荤而为斋戒者，知昏浊之汩③性也。有论食不欲杂者，知物杂则或相犯也。有论食欲常淡者，知五味之爽④口也。虽皆慎戒之术，然非天下之达道。盖百昌⑤之生，果蓏⑥有理。利害周知，以为食否之辨。虽极水土之品，为口腹之养，皆消息术数寓焉，奚必非俞儿⑦之能通哉。

内合五脏，外干形体者，言五味各有所入。味合于五脏，而所病所走见于形体，此内外之符也。知所病所走，则气味之禁，皆五行之至理存焉。凡病皆生于气者，推此内外之符，可以类举矣。膳夫之职，掌食饮膳羞，知食饮之不可忽，故以品尝为言。品尝之者，致谨于其所供也。祭祀之齐，以精明为事。知昏浊之汩性，故在于不茹荤。不茹荤者，致洁于其所事也。有论食不欲杂者，知物杂则相犯，将以避其所犯焉。有论食尝欲淡者，知五味之爽口，将以薄其滋味焉。知饮食之不可忽，知昏浊之汩性，或不欲杂，或尝欲淡，慎戒之

---

① 膳夫：古官名，掌宫廷的饮食，见于《周礼·天官冢宰》。
② 茹：吃。
③ 汩：扰乱。
④ 爽：败坏。
⑤ 百昌：犹百物，各种生物。《庄子·在宥》："今夫百昌皆生于土而反于土。"
⑥ 果蓏：木实为果，草实为蓏。
⑦ 俞儿：善于辨别味道的人。《庄子·骈拇》载"俞儿"，后司马云注为"善识味人"。

术非不至也。然自道观之，皆蔽于一曲，非天下之达道也。百昌之生，果蓏有理者，言有生斯有性，有性斯有理，物所同也。桃李之属谓之果，瓜瓠之属谓之蓏。在周官则场人饮之，甸师供之者是也。以果蓏之微，则味之咸辛酸苦，气之温热寒凉具焉。又况生长收藏根荄花实，造化之妙用寓焉，此其所以为有理欤。圣人深明其理，而利害周知。其利也，五脏资之以为养。其害也，置而勿用焉。此所以为或食或否之辨。若是则虽极水土之品，为口腹之养，皆消息术数寓焉，此可以为天下之达道矣。然则俞儿之能通，又何非焉。

卷之七·守机篇

【点评】守机，即掌握事物变化之本原。本篇主要论述了治则治法问题，包含了通用时数章、知极守一章、推原宗本章、治先未形章四章。各章分别论述了治则治法中的"据时而治"问题、"守神"问题、"治本"问题、"治未病"问题。其基于"脏气法时"的思想，提出"据时而治"以提高临床疗效；认为"针石之道，非神不使，药饵气味，非神不应"，故治病以治神为先；认为"治病不求其本，无以去深藏之患"，而"治本"包括了对病因的治疗及对核心病机的治疗；认为"治病不治其传，犹不撤薪以息燎，壅堤以塞溃，未免有燔溺之伤"，而"治其传"包括了未病先防、先安未受邪之地，与既病防变、防止其传化。本篇总结并发挥了《内经》中治则治法的核心理论，对后世《内经》治则治法理论体系研究具有重要的启示意义。其倡导的"脏气法时"思想，成为后世易水学派理论的核心支撑。

万物皆出于机，入于机。是机者，万物之本原也。揣其本，斯可以齐末；探其原，斯可以知流。圣王体是以达阴阳，明造化。推其绪余，及于治疗之至要，以见康济之备也。

通用时数章第一

【点评】通用，即普遍适用；时数，即时令之数。通用时数，即普适或基本的时数原则。本章基于"藏气法时"的思想，论述了治则治法中"据时而治"的问题。认为治疗当首先了解四时五行变化对五脏的影响，进而趋利避害，以提高临床疗效。

天一在藏，守元气以立始也；天五在府，围冲气以成终也。自道生一，积数为五，阴阳配而奇偶著矣。巨包天地，细该①万物，故能成变化而行鬼神。在人得之，藏气所以法时。故水生于一，肾得之为六。火生于二，心得之为七。木生于三，肝得之为八。金生于四，肺得之为九。五者土数也。土常以生，故脾数以五，而不以十。人非五行不生，非冲气不成。虽有金、木、水、火之气，必得土数以成之，然后尽生成之终始。

肾藏天乙，元气属焉。人非天一，无以立本。而金、木、火、土皆得此一以生，此守元气以立始也。胃围天五，冲气属焉。人非天五，无以立命。而金、木、水、火皆得此五以成，此围冲气以成终也。数起于一，成于三，备于五。奇为阳，偶为阴，以奇生者成而偶，以偶生者成而奇。天地之大，以是而施覆载之功。万物之微，以是而由出入之机。变化待此以成，鬼神待此以行，人之藏气，亦待此以生焉。是故水生于一，肾得之为六者，一得五而成六也。火生于二，心得之为七者，二得五而成七也。木生于三，肝得之为八者，三

---

① 该：通"赅"，包括。

得五而成八也。金生于四，肺得之为九者，四得五而成九也。杨雄曰：一与六共宗，二与七共朋，三与八成友，四与九同道，与此同也。至于五，则曰五与五相守。盖五者天数之中，土常以生，天地人物，无非待此以成终以成始也，必得土数以成之，然后尽生成之终始者然也。箕子之陈《洪范》，吕氏之纪《月令》言：五曰土。其数五，则生成之终始，本于五数，抑又昭然矣。

盖五行四时，还相①为本，各得其时而王焉。王则我，生者相。生我者废，胜我者囚，我所胜者死。土寄王于四季，以成四时之功。故五特为天之中数，以此视死生，则不过于五气、五声、五色之变动。以此为疾病之养，亦不出于五味、五谷、五药而已。和平之时，顺四气以调神，推五运以明化，相生以相继，相克以相治，所以致中和。

五行播而为四时，四时运而成一岁者。木王于春，则我生者火，火为之相，方来者贵也。生我者水，水为之废，已用者贱也。得时而王，则胜我者不得骋，故金囚。我所胜者受其制，故土死。还相为本，不主故常，推此则余可知矣。土寄王于四季，成四时之功，故其辰则辰戌丑未，其数得天之中焉。以此视死生，则望之以五气，听之以五声，视之以五色，疾之变动，可得而知也。以此为疾病之养，则五味以养其精，五谷以养其形，五药以疗其病，人之脏脏，可得而理也。以气、色、声视死生，不过于五。以味、谷、药养其病，亦不过于五。则以更王、更相、更废、更囚、更死者，不出乎五故也。顺四气以调神，若发陈之时，以使志生。蕃秀之时，使志无怒之类是也。推五运以明化，若厥阴司天为风化，太阳司天为寒化之类是也。木火土金水为序者，相生所以相继也。水火金木

---

① 还相：轮流。

土为序者，相克所以相治也。以四气调神，以五运明化。相生有母子之道，相克有夫妇之义。是谓和平之时，而大本于此建立，达道于此周流，所以致中和也。致中和，则天地所以位，万物所以育者在是矣。

其或不得其平，亦以消息之数治之。若肝病，愈于夏而甚于秋，持于冬而起于春。则以已所生而愈，已所不胜而甚。至所生而持，自得其位而起，五脏皆然。则间甚①之时，死生之期也。若肝受病于心而传于脾，舍于肾而死于肺，则以受气于其所生，传之于其所胜，气舍于其所生，死于其所不胜，五脏皆然。于以分昼夜，占死生之早暮也。

五脏皆为阴，六腑皆为阳，内外雌雄，表里输应，一失其平，疾疚随之。将欲致治，在察夫消息之数而已。若肝病，愈于夏，以木生火，火生则木废，故以已所生而愈。甚于秋，以金克木，金甚则木伐，故已所不胜而甚。持于冬，以水生木，至所生，则借其养而持。起于春，以自得其位，在藏之本，不足以参应在春之木，故起也。五脏皆然，举此则他可知矣。明乎此，则四时推迁，或间或甚，死生之期也。木生火，故肝受病于心，受气于其所生也。木克土，故肝病传于脾，传之于其所胜也。水生木，故肝病舍于肾，气舍于其所生也。金克木，故肝病死于肺，死于其所不胜也。天下之理，穷则复本。故心病肝受之，肝病舍于肾，以所生为本也。已所胜则乘之，已所不胜则受其制。故肝传于脾，死于肺也。五脏皆然，举此则他亦可知矣。明乎此，则一昼一夜，咸五分之，死生之早暮也。

藏病主冬而取井②，色病主春而取荥③。时间时甚，主夏而取输；

---

① 间甚：间，病愈；甚，病情加重。
② 井：五腧穴中的井穴。
③ 荥：原作"荣"，形近而误。

病或变音，必主长夏而取经；病生于味，必主秋而取合。同为经络，有五时之异刺①。木郁则达，火郁则发，土郁则夺，金郁则泄，水郁则折。同为气郁，有五行之异治。凡以病之变化，不可胜穷，守此至数之要，不过于五故也。

五脏所出为井，所流为荥，所注为输，所行为经，所入为合。冬者水始治，肾方闭，其病在藏，故取井以下阴逆。春者木始治，肝气急，其病在色，故取荥以实阳气。病在时间时甚者，主夏而取输，泻阴邪也；病在变音者，主长夏而取经，绝分腠也；病生于味者，主秋而取合，虚阳邪也。同为经络，有五行之异刺者如此。五运之在岁，为司天所胜，则运抑而不申，是生郁闭。木气之郁病，宜吐而达之。火气之郁病，宜汗而发之。土郁则夺，夺散其壅滞也。金郁则泄，泄解而利之也。水郁则折，折抑其冲逆也。同为气郁，有五行之异治者如此。人之生也，喜怒不节，寒暑过度，疾乃生焉。风动、热肿、燥干、寒浮、湿泻，变化不穷。将欲致治，不出乎五行之理而已。守此至数之要，不过于五者以此。

昔之语五行者，或谓之"洪范②"，欲其范围而不过。或谓之"盛德③"，欲其守德而不悖。或谓之五节，欲人知之以远害。言虽不同，其欲明时数之消息则一也。

箕子语五行，其书必曰《洪范》者。盖洪者共而大也，范者未离乎形，而器出焉。五行在天地间，其用皆大矣。非有所范，则生者无自而成，敛者无自而散。迭相范围而不过，则已用者贱，方来者贵，

---

① 五时之异刺：不同时令，所治之刺法不同。

② 洪范：《尚书·洪范》："五行：一曰水，二曰火，三曰木，四曰金，五曰土。水曰润下，火曰炎上，木曰曲直，金曰从革，土爱稼穑。"

③ 盛德：《礼记·月令》载，春时"盛德在木"，夏时"盛德在火"，秋时"盛德在金"，冬时"盛德在水"。

变化之所以不穷也。吕氏纪时令，其论必曰盛德者，盖四时五行，用事者旺。春则盛德在木，不得以不生。夏则盛德在火，不得以不长。盛德在金而收，盛德在水而藏，守是德而不悖，则因时施宜，不紊其自然之序也。医和之论蛊疾也，有曰：天有六气，征为五声，分为四时，序为五节，过则为灾，是以有阴寒阳热之疾。凡欲因五行而各有节，则足以远害而已。三者不同，然阴消阳息，丽乎时，制于数者，其道一也。凡役于阴阳之运者，孰能逃哉。

是以在昔论人之生，自十至百，貌象声色，无日不移。趋走坐卧，随数殊好。积幼而至四十，则五脏血气既盛而极，有衰之道焉。自五十而肝气弱，至百岁而五脏之气俱虚。知乎此，则与造化推迁。知其衰而致所养，则却老全形之道，斯有术数以御之。故能制数而而[1]不制于数也。

散于专精而孕气，范于大巧而凝形。婴孩尔，俄化为少壮。少壮尔，俄化为老耄。皆未能离乎形气者也。故人之生也，自十至百，貌像声色，腑脏盛衰，无动而不变，无时而不移。惟超乎气者，不与气为消息。出乎形者，不与形为成亏。察水上火下，而二者以济。知七损八益，而两者交通。却老全形之道，有术数以御之，故能官天地，御六气，上与造物者游，下与无终始者为友，制数而不制乎数，其有在于是乎！

知极守一章第二

【点评】守一，即守神。知极守一，即全面了解人的形气变

---

① 而：衍一"而"字。

化，守神而治。本章论述了治则治法中的守神问题，认为许多疾病的发生，是由于先伤神，后生病。而"针石之道，非神不使，药饵气味，非神不应"，故治病当以治神为先。

定而存生谓之形，动而使形谓之气。形立气布，斡旋于中谓之神。神在肝为魂，在肺为魄，在脾为意与智，在肾为精与志。合而论之，以心为主，心藏神，是谓君主之官。以统内外，以养生则寿，以为天下则大昌。是故恬淡之世，邪不能深入。志意治，贼不能害。其神无郤①，物无自②而入也。

形者生之舍，一定而不可易，故曰：定而存生谓之形。气者体之充，运转而不停，故曰：动而使形谓之气。形之所立，有强弱焉，必有役其形者。气之所布，有消息焉，必有御其气者。役其形而形无疲尔，御其气而气无怨戾。求之于内，其一神之所斡旋乎。天三生木，在人为魂，魂从神也，故神在肝为魂。地四生金，在人为魄，魄者有魂而后从之也，故神在肺为魄。火生土，故神或在乎脾，其在脾也，有所感触而生意。脾，天五之气也。天一为之本，故脾又有智，与冲之字从水同义。水曰润下，火欲下而济水，故神或在乎肾，其在肾也，悭以有守则为精。心有所之，神实运焉，故在肾又为志。夫神无方也，无往而不存，亦无存而不可，在肝、在肺、在脾、在肾，无非神也。

《圣经》曰：五脏皆有神。原于离二，为阳中之阴者此也。神无不在，合而论之，以心为主。心之为物，恍惚足以经纬万方，俯仰足以潜乎天地，心之然者神而已，故心藏神也，是谓君主之官。以统内外者，以神而已。观形立气布，而神斡旋于中，则统外可知。肝肺脾

---

① 郤：同"隙"。
② 无自：无从。

肾而神无不在，则统内可知。黄帝之养生也，三月内视，住心一神。盖舍于心，发于目。内视，则神不达于外。住心，则神获安其舍，此神所以一而不变也，以养生则寿者如此。神而化之，使民宜之。神道设教，而天下大服，以为天下则大昌者如此。恬澹者天德之自然。故恬澹之世，邪不能深入，况能害乎？惟志意治，则邪不能害尔。志言天一，意言天五，原始要终，神实在焉。然志意治，则未至于其神无却。其神无却，物无自入也，尚何贼邪之害哉！

若乃抱神之静既摇，逐物之情滋起。神伤于思虑而肉脱，意伤于愁忧而肢废，魂伤于悲哀而筋挛，魄伤于喜乐而皮槁，志伤于盛怒则腰脊不可以俯仰。怒则气上而不降，喜则气缓而不收，悲则气消而不息，恐则气下而不升，思则气结而不散。惟形与气俱运于神之枢机，是以忧恐悲喜怒不以次入①，五脏之气相乘而为病。盖以情动于中，非若外邪之轻且缓也。

静者神之本，情者心之妄。抱神之静既摇，则离其本也益远，逐物之情滋起，则溺于妄者益深。五脏皆有神，惟不能以自守，则妄情之伤，缘类而至焉。神，火也。思，土也。神伤于思虑，则土盛而火废，故其病为肉脱。意，土也。忧，金也。意伤于忧愁，则金盛而土废，故其病为肢废。肝虚而肺气并之，是以悲哀动中而伤魂，魂伤则筋挛，肝主筋也。肺虚而心精并之，是以喜乐无极而伤魄，魄伤则皮槁，肺主皮毛也。志，水也。怒，木也。盛怒不止，则木盛矣，是以水废，而其病为腰脊不可俯仰。或偏盛而有所废者，夺其气也。或偏胜而有所并者，竭其气也。怒则气悖，故上而不降。喜则气舒，故缓而不收。悲则心系急，故气消而不息。恐则精怯，故下而不升。思则心有所存，正气留而不行，故气结而不散。惟形与气，俱运于神之枢

---

① 忧恐悲喜怒不以次入：七情失常。

机，而神之在人者既摇。是以忧恐悲喜怒不以次入，五脏之气相乘而为病。惟神既摇，而情滋起，情动于中以拔其本，是病之作也，非若外邪之轻且缓也。

治病之道，必观其态，必问其情，以察存亡得失之意。其为治也，告之以其败，语之以其善，导之以其所便，开之以其所苦。其或拘鬼神而恶针石，又不可以至德至巧语者，盖以神受则意诚，意诚则功倍故也。夫色脉、祝由、针石、药饵，时为用①也。然揆度奇常，必通于神明。移精变气，本于精诚之交感。针石之道，非神不使，药饵气味，非神不应。《内经》论：诸痛皆属于心。亦以谓痛之微甚，出于心之躁静，非专于气血之通塞也。

观其态，得于容貌之外。问其情，得于志意之内。外内两得，以之察存亡得失之意，可谓至矣。告之以其败，与夫开之以其所苦，使知畏而避。语之以其善，与夫导之以其所便，使知顺而从。病为本，工为标，标本不得，邪气不服。故必神受，然后意诚，意诚然后功倍。彼或拘鬼神而恶针石者，神不受而意不诚也，故不以至德至巧语语之。或视其五色之著，或诊其六脉之候，或祝由以禳之，或针石以泻补之，或药饵以治疗之，以时为用，不执于一也。有奇有常，揆度其源，而幽通于神明。移其精，变其气，本于精诚交感，而神运于不测矣。针石之道，攻其外也。药饵气味，攻其内也。针石以神而使，药饵以神而应，则知神也者，非惟无乎不在，亦将无乎不为。盖不疾而速，不行而至，利用出入，民咸用焉故也。《内经》论：诸痛皆属于心。则心者神之舍，一失其平，则诸痛之作，岂特气血通塞使之然耶。其微其甚，盖心之或躁或静以致之尔。

是以荣卫精华，有形之所同也。失轩冕之势，有至于脱营；违富

---

① 时为用：适时为用。

足之欲，有至于失精①。怀离绝之情，有至于血气离守。工不能知，诊之而疑，是谓治过而术疏。圣人所以审气行著，必观人之勇怯。治病有五，必本人之形志，盖明治神为先也。

荣卫周于百体，精华本乎五脏。百体者，发为神明之容。五脏者，蕴为五神之宫。此有形之所同也。形全者神全，神全则邪却。奈何权势不宠，则夸者悲，故失轩冕之势，有至于脱营。钱财不积，则贪者忧，故违富足之欲，有至于失精。势坏与安之败名，则怀离绝之情，有至于血气离守。脱营者，虽不中邪，精神内伤。失精者，五气留连，病有所并。血气离守者，间所亲而魂游，断所爱而意失。此无他，神者不自许，而其中耗竭也。粗工诊之，方且致疑，皆受术不通，人事不明也，故谓之治过而术疏。夫勇者难感，怯者易伤。难感则病行而已，易伤则气著而病。是以审气行著，必观人之勇怯。观其形，察其志，以究其苦乐之情。是以治病有五，必本人之形志。凡若是者，皆所以明神之不可不治也。

推原宗本章第三

【点评】推原，即从源头上推究，此指探究病因。宗本，即以根本为宗，此指核心病机。本章论述了治则治法中的"治本"问题，认为"治病不求其本，无以去深藏之患"。而"治本"包括了对外感邪气、饮食劳逸等病因的治疗和对五脏、气血津液失常等核心病机的治疗。

①　失精：因社会、经济地位的巨变而导致的疾病。上文"脱营"同。

合天地之气，肖①天地之形，视听食息，无非冲和之域。然六气偏胜，斯有风动、热肿、燥干、寒浮、濡泻之病。五物偏处，斯有山瘿、林躄、泽肿、陵狂、高风、湿气、雾瘴、水疰之病。虽皆腑脏血气，然俱本于阴阳之沴②。水有本，故能洊至③；草有本，故能洊生④；病有本，故变化无穷。治病不求其本，无以去深藏之患。故掉眩、收引、膹郁、肿满、诸痛痒疮⑤，病皆根于内。耳聋、目瞑、汗泄、骨痹、色夭、脉虚，又皆津液气血之脱⑥也。

清浊殊分，天地之气也，人则孕元以合焉。圆方异位，天地之形也，人则凝形以肖焉。一视听，一食息，无非囿乎冲和之域也。然运乎上者，天之六气。处乎下者，地之五物。风胜则动，热胜则肿，燥胜则干，寒胜则浮，湿胜则濡泻，天之六气有偏胜也。山之为瘿，林之为躄，泽之为肿，陵之为狂，高风湿气，雾瘴水疰，地之五物有偏处也。六气偏胜，五物偏处，皆非阴阳之中和，故病虽皆腑脏血气，然皆本于偏阴偏阳之有沴也。水有本，故原泉混混，不舍昼夜，能洊至焉。草有本，故萌而明，苗而出，能洊生焉。病有本，故或舍或传，而流变无穷焉。治病不求其本，何以去深藏之患邪？是故诸风掉眩属于肝，诸寒收引属于肾，诸气膹郁属于肺，诸湿肿满属于脾，诸痛痒疮属于心，若此者皆根于内。以至耳聋而其听不聪，目瞑而其视不明，汗泄之发越，骨痹之体重，五色或夭，六脉或虚，又皆津液血

---

① 肖：象。

② 沴：灾害。

③ 洊至：水流不断。洊，古同"荐"，接连，屡次。

④ 洊生：岁岁重生。

⑤ 掉眩、收引、膹郁、肿满、诸痛痒疮：《素问·至真要大论》："诸风掉眩，皆属于肝；诸寒收引，皆属于肾；诸气膹郁，皆属于肺；诸湿肿满，皆属于脾；诸热瞀瘛，皆属于火；诸痛痒疮，皆属于心。"

⑥ 津液气血之脱："耳聋、目瞑、汗泄、骨痹、色夭、脉虚"均因津液气血外脱所致，见于《灵枢·决气第三十》。

气之脱根于内。与夫津液血气之脱，则非特邪气外袭之类也。

温热生于寒，痎疟生于风，痿厥、诸痛生于寒热。风客淫气，精乃亡也。因而饱食、大饮、强力，斯有肠澼、气逆、肾伤之病①。冬或按蹻②，阳气扰也，因有四时经络之病。膏粱③之过，因为消瘅。仆击、暴忧所致，因为隔塞闭绝。苟循迹求之，疑若不胜治④，惟得其所以病则治极于一⑤。故察病之本，得治之要，变化酬酢⑥，巧发奇中，由此道也。

寒伤于体，感温而发者为温，感热而发者为热，此之谓温热生于寒。暑蕴于中，汗空踈，腠理开，遇风而痎疟作，此谓痎疟生于风。寒热相薄，为痿、为厥、为诸痛，此之谓痿厥诸痛生于寒热。风气生于肝，风薄则热起，热起则水干，是以肾气不营，而精源决绝，是谓精乃亡也。因而饱食，则筋脉横解，肠澼为痔。因而大饮，则肺布叶举，气逆上奔。因而强力，则肾气乃伤，高骨乃坏。冬者闭藏之时，或按蹻，则手足举动而筋骨疲劳，故阳气不藏，为之烦扰。于是春有鼽衄之病，夏有胸胁之病，经秋而风疟生，至冬而痹厥作。消，内消也。瘅，伏热也。膏粱之过，味爽于口，是以有消瘅之疾。心勿平则忧愁生，忧愁生则气郁结，是以有膈塞之疾。苟循迹以求之，则治道不同，疑若不胜治，自本观之，则治极于一。知治极于一，故察病之本，得治之要，优游于望问闻切之间，而变化酬酢，巧发奇中，无施而不可也。

是以药石、针焫、导引、按蹻之法，本四方之异宜而原其所从，

---

① 风客淫气……斯有肠澼、气逆、肾伤之病：见于《素问·生气通天论》。
② 按蹻：按摩导引。
③ 膏粱：膏，肥肉；粱，好米。
④ 不胜治：病重不能治愈。
⑤ 治极于一：针对病因之本的治疗。
⑥ 酬酢：周旋。

察强弱之异体而观其所耐，审五脏之邪气而当其所可。非识病之情，不足以臻此。

上文所言，皆病之情。自此以下，皆治之法。砭石来于东，毒药来于西，灸焫来于北，微针来于南，导引按蹻始于中央，此则当本四方之异宜，而原其所从，是为治病之要。察强弱之异体，而观其所耐，因其形而治之也。审五脏之邪气，而当其所可，因其邪而治之也。非识病之情，不足以臻此者，上文所言病之情，今此所言治之法。施治之法，称病之情，斯无失矣。

盖自黄帝标本之论^①，后世学者阐以兼治之术，故能智明而功全。若瘤病有疾，兼以瘤疾医；耆艾^②有疾，兼以补养医。少壮有疾，兼以通泄医。妊娠有疾，兼以安胎医。伤欲有疾，兼以节止医。其在癫狂，治则兼心。其在乳产，治则兼血。其在邪气疰忤^③，治兼鬼神。其在消渴，治兼脾胃。自非探元立本，索其受病之基，遽以治法投之，邪气未攻，真气受弊，一举而两失矣，可不戒哉！可不慎哉！

病之所由生者，本也。若逆春气而伤肝，则肝受病。逆夏气而伤心，则心受病之类是也。病之所传者标也，若肝病传于脾，心病传于肺之类是也。病发而有余，本而标之。先治其本，复治其标。病发而不足，标而本之。先治其标，后治其本。不知标本，是谓妄行。知标本者，万举万当。黄帝明是而著书于前，学者阐是而兼治于后，无非标本之道也。若瘤疾、耆艾、少壮、妊娠、伤欲、癫狂、乳产、邪气、消渴之有疾，所谓病之本也。若瘤疾、补养、通泄、安胎、节止、兼心、兼血、兼鬼神、兼脾胃之为医，则由标探本者也。诚能由

---

① 黄帝标本之论：《内经》中有关标本的理论。
② 耆艾：老人的通称。
③ 疰忤：被邪鬼之气客忤。

标而探本，斯能由本而明标。五脏六腑之盈虚，血脉荣卫之通塞，盖将穷幽洞微，探赜索隐，而知病之变动，无毫厘之差矣。若乃昧宗本之旨，惑方说之末，不知索病之基，遽以治法投之，邪气未攻于外，真气受弊于内，一举而两失，是谓伐形之粗工也。外知所戒，内知所慎，抑又探元立本，以察病情，医之为道，无余蕴矣。

治先未形章第四

【点评】先未形，即尚未受邪发病之处。治先未形，即治未病。本章论述了治则治法中的"治未病"问题，认为"治病不治其传，犹不撤薪以息燎，壅堤以塞溃，未免有燔溺之伤"。而"治未病"包括了未病先防，先安未受邪之地；既病防变，防止其传化。

经络环周，腑脏输应①。有形之运，无非血气之使。气为是动，血为所生病②。积微至著，至于不胜治者，皆病久而传化。治病不治其传，犹不撤薪以息燎，壅堤以塞溃，未免有燔溺之伤。

经脉十二，络脉三百六十五，如环之运，周而复始。阳腑阴脏，以是而有井、荣、俞、合，迭相输应。若然者，皆血气之所流通，而有形之运，无非血气之使。血为荣，气为卫。邪中于阳，故气为是动。邪中于阴，故血为所生病。气留而不行者，为气先病也。血壅而不濡者，为血后病也。故先为是动，后为所生病。积微至著，则传化他脉也。或传其所胜，或传其所生，而流变无穷。治病不治其传，犹

---

① 输应：即转输相应。
② 气为是动，血为所生病：气病在先，血病因气病所生。

将欲息燎，不撤其薪，斯有燔焫之患矣。将欲塞溃而不壅其堤，斯有沉溺之患矣。

盖五脏间传①，虽病易愈，谓其邪之微。以胜相加②，病至不治，谓其邪之贼。自非王不受邪，则各与所不胜而传变。况阴阳相移，内外相通，上下相及，左右相应，自非察近而知远③，则失机变之应矣。

五脏之病，有间脏，有七传。间脏者，传其所生也。若心传脾，脾传肺，肺传肾，肾传肝，肝传心，是母子相传，故虽病易愈，谓其邪之微也。七传者，传其所胜也。若心传肺，肺传肝，肝传脾，脾传肾，肾传心，是以胜相加，故病至不治，谓其邪之贼也。自非王不受邪，则各与所不胜而传变者，若肺病传于肝，肝当传于脾，脾季夏适旺，旺者不受邪，肝欲还肺，肺不受焉，故留结为积。是以知肝病，在季夏戊己日得之，其他可以类见矣。以至阴阳之推迁相移，内外之表里相通，上下之升降相及，左右之动静相应，善医者当察病基之近，以知所传之远，则机变之应得矣。

且洞泄、痎疟、咳逆、温热，四时之病也。先时而取之，不过于风热寒湿之伤。肺痹、肝痹、脾风、疝瘕、心癥，五脏之病也。自微而取之，不过于风寒皮毛之客。诸痹本于风寒湿之杂至，故先客于府。久而不已，自可取之于其合也。诸咳本于寒饮食而受邪，故先起于脏。久而不已，自可取之三焦也。

春伤于风，夏为洞泄。夏伤于暑，秋为痎疟。秋伤于湿，上逆而咳。冬伤于寒，春为温热。故先时而取之，不过于风热寒湿之伤。风客皮肤，寒胜腠理，故毫毛毕直，闷而为热，是以发咳上气，名曰肺痹。胁痛出食，名曰肝痹。肝传之脾，是为脾风。脾传之肾，是为疝

---

① 间传：传其五行所生之脏。
② 以胜相加：传其五行所克之脏。
③ 察近而知远：了解当前病变，从而推知疾病可能的发展。

瘕。肾传之心，是为心瘕。故自微而取之，不过于风寒皮毛之客。风气胜者为行痹，寒气胜者为痛痹，湿气胜者为著痹。三气杂至，复生五痹。先客于腑，久而不已，即其合而取之。若肝合筋，肝痹，则取其合于筋之类是也。寒气之邪，饮食之过，先入于胃，次传于肺，乘时传变，是为诸咳。脾之久咳，胃则受之。肝之久咳，胆则受之。久而不已，即其三焦而取之。三焦者，水谷之道路，气之所终始也。咳之所起，生于饮食，则水谷之所致。咳之所起，生于寒邪，则气逆之所致也，故自可取之三焦。四时之病，先时而取之。五脏之病，自微而取之。先客于腑者，取之于其合。先起于脏者，取之三焦，此皆所谓治其传者也。

然则寒热生于风，消中生于瘅，癫疾生于厥，飧泄生于风之入胃，疠疾生于风之入脉。以至渴积饮而成水，疡留连而成瘘，蓄食不散而成瘕聚，停饮不行而成痰癖，岂病固然哉。治失其要，无预防之戒也。

《生气通天论》曰：因于露风，乃生寒热，此寒热生于风也。瘅，谓湿热也。热积于内，故为消中，此消中生于瘅也。厥，谓气不顺接也。阴气下而不升，阳气上而不降，下虚而上实，则变为上癫之疾，此癫疾生于厥也。久风不变，留于胃中，则食不化而利泄，此飧泄生于风之入胃也。《风论》曰：风寒客于脉而不去，名曰疠。此疠疾生于风之入脉也。以至渴饮不已，积而成水。疡不剸杀，留而成瘘。以至蓄食不散，是生瘕聚。瘕聚，气郁积也。以至停饮不行，是生痰癖。痰癖，胃留涎也。凡此者岂病固然哉。不治其传，而失其要。积日之久，其传化然矣。此无他，不知所谓预防之戒故也。

是以通识之士，知腑脏之传，审气味之损益。如肝病传脾，实脾以甘之类是也。知经络之传，有荣俞之补泻。如肝虚补厥阴之合，实则泻厥阴之荣之类是也。至于阴阳寒热，表里汗下，微甚逆从之法，标本先后之治，皆随气而应，得守神之道尔。

　　阳腑阴脏，大经小络，其病既有相传之异，其治当适其所传之方。天食人以五气，而气各有补。地食人以五味，而味各有养。肝病传脾，木克土，以所胜而传也。实脾以甘，甘入脾，以所受而益也。俞皆有荥，荥者以所流为言也。俞皆有合，合者以所入为言也。肝之脉起于厥阴。虚则补厥阴之合，补其所入也。实则泻厥阴之荥，泻其所流也。至于阴则热之，阳则寒之。表则汗之，里则下之。或逆之以治其微，或从之以导其甚。或先本而后标，或先标而后本。照之以方寸之神，如水之静，可以烛须眉，如鉴之虚，可以辨妍媸。病之来也，随证致用。盖有所谓积神于心，属意勿去者，异乎泥通方，惑剿说，凶凶之粗工也，斯可谓通识之士矣①。

　　夫药饵者，详而后进也。如肝性苦急，则曰急食甘以缓之。针石者，奠②而后发也。痈疽之刺，则曰不可顷时回③。凡以谓内莫重于五脏，外莫先于荣卫，则急食而遽刺之，惧其蔓④难图也。

　　药饵以治其内，有损有益，其进之也贵乎详。针石以治其外，有利有害，其发之也贵乎奠。肝苦急，缓以粳米牛肉之甘，所以治五脏者当如此也。痈疽之刺，无问其时之闭藏，不迟顷刻而刺焉，所以治荣卫者当如此也。内莫重于五脏而急食之，外莫先于荣卫而遽刺之。斯无滋蔓之难图，而有十全之效矣，尚何传化之患哉。

---

① 之粗工也，斯可谓通识之士矣：此句及其后一段原脱，据陆本补。
② 奠：确定。
③ 不可顷时回：顷刻也不能迟疑。
④ 蔓：病情蔓延。

卷之八·卫生篇

【点评】卫生，即养生。本篇主要论述了养生的问题，包含了神宫通理章、荣卫行流章、存神驭气章三章。各章分别论述了"养五脏之神"的问题，营卫运行的问题，养神以驭气的问题。总体来看，本篇论养生，认为重在"养神"，神全则生全。荣卫行流章虽是论述营卫运行的问题，但其曰"血气者，人之神，不可不谨养"，还是落实到"养神"问题。其所谓"神宫通理"，即五脏与四时相通，故养五脏之神首当因时之序而养的认知，是"藏气法时"思想在养生中的应用。其他如"荣卫流行，以胃为本""调气""守气""交气""服气"以调神等养生理论，在当下养生重点强调补养的大背景下，具有重要的理论与实践意义。

比形于天地，受气于阴阳，孰无是生也。其或五慝交起，六凿相攘，有至于残伤者，失卫生之经也。圣王达生之情，而以卫生之经，启迪天下，使真气内守，虚邪外却，以跻于仁寿之域焉。

神宫通理章第一

【点评】神宫，即五神之宫，亦即五脏。通理，与天地之理相通。本章论述了养生中"养五脏之神"的问题，认为五脏之神与天地四时相通，养五脏之神，一要顺应四时之序而养；二要通过"食饮、起居、术数、恬淡虚无"等综合而养；三要"抟精神，服天气，傍人事"而养。

五脏皆有精，原于坎一，为阴中之阳。五脏皆有神，原于离二，为阳中之阴。一阴一阳之谓道，通天气、合九野、应四时、符五星。相使贵贱，不得相失，内外雌雄，迭为输应。不说之妙，赅而存焉。葆而养之，初不离于人事。及其至也，可以通于神明。

五脏皆有精，若脏精于肝，脏精于肺之类是也。五脏皆有神，若神在肝为魂，在肺为魄之类是也。原精所生，生于天一之水，北方之至阴也，中有阳焉。坎之为卦，中画奇者，阳在中也。原神所生，生于地二之火，南方之至阳也，中有阴焉。离之为卦，中画偶者，阴在中也。《素问》曰：水火者，阴阳之征兆。盖水在于北，阴寒之证，阳生之兆在焉。火在于南，阳热之证，阴生之兆在焉。察此，则为阴中之阳，为阳中之阴可见矣。一阴一阳之谓道，偏阴偏阳之为疾。人之精神，所以贵相须而不可离也。无耗其精，无劳其神，则坎离消长于一身，风云发泄于七窍。上际乎天，有以通乎轻清之气。下蟠乎地，有以合乎九州之野。四时迭运，五纬周天，而得于己者，无一不合焉。一贵一贱，迭相使而不得相失。一表一里，一雌一雄，相输相应。而人之身兼贯三才，默而成之，至理存于不说。乃若葆而养之，则调燮之道，本乎人事。及其至也，天地神明，有以通之，则变化生成之妙，在此而不在彼。

独不观，心为君主之官，得所养，则血脉之气王而不衰，生之本无得①而摇也，神之变无得而测也。肾为作强之官，得所养，则骨髓

---

① 无得：犹无从。

之气荣而不枯，蛰封藏之本无得而倾也，精之处无得而夺也。夫一身之间，心居中而守正①，肾居下而立始②，所养如此。况乃肺出治节，为气之本，为魄之处。肝出谋虑，为罢极之本，为魂之居。脾出五味，为仓廪之本，为营之居。五脏之气，均得所养。以之应春气，得生之道；应夏气，得长之道；应秋气，得收之道；应冬气，得藏之道。生生不穷，形体不敝，精神不散，受命尔长矣。

心者，君主之官，神明出焉。生之本也，神之变也，其合血脉。苟得其养，则气行血脉者，斯王而不衰矣。王而不衰，则有生之本独存而常全，孰得以摇其真。神机之运，经纬万方，孰得以测其妙哉！肾者作强之官，技巧出焉。封藏之本也，精之处也。其合髓骨，苟得其养，则气行骨髓者，荣而不枯，蛰矣。荣而不枯，蛰，则其本根深牢固密，孰得以倾其元。其精所存，丰源旹出，孰得以夺其处哉。一身之间，心以至神而守正于中，肾以至精而立始于下。居中而守正，则若枢之运，而在四傍者无不摄焉。居下而立始，则若根之植，而发于上者，无不宗焉。两者交相养，而精神之妙不亏矣。至于肺之脏气，治节出焉。肝之主筋，谋虑出焉。脾化水谷，五味出焉。各致其养，则魄阴而止者，有所处而气无喘逆矣。魂阳而游者，有所居而体无罢极矣。仓廪之官，营于中焦，味适其节，且无过酸伤脾之患，此所以为卫生之要也。五脏之气，所养既均，则肝气通于春，心气通于夏，以应生长之阳。肺气通于秋，肾气通于冬，以应收藏之阴。阴阳之气，适其和平，生生之理，斯不穷矣。以之在外，无肌肤之疾，而形体不敝也。以之在内，无五情之妄，而精神不散也。此所以受命尔长矣。《内经》言：寿敝天地，无有终时。必先之以呼吸精气，独立

---

① 心居中而守正：以精神言坎离，则心位"至神"居中而守正。

② 肾居下而立始：以精神言坎离，则肾位"至精"居下而立始，如根木居下而发于上。

守神，肌肉若一者，凡以此也。

然莫非①养也，有所谓食饮者，有所谓起居者，有所谓和于术数者，有所谓恬淡虚无者。无过而贻②五宫之伤，无多而致血气之走，食饮有节，类如此也。出处以时而寒暑有度，收拒③适宜而筋骨无扰，起居有常，类如此也。吹嘘呼吸除旧置新，察水上火下而两者交通，知七损八益而二者以调，和于术数，类如此也。志闭④而少欲，心安而不惧，无嗔恚思想而专气致柔，恬淡虚无，类如此也。合数者⑤而养之，其于全生庶几焉。

饮食所以致其养于内，起居所以致其养于外。和于术数，辅生理也。恬淡虚无，全天真也。五味各有所入，苟致其和，五宫于此无胜绝。五味各有所走，苟致其节，血气于此无妄行，非饮食有节者能之乎？其出也，顺阳之动辟。其处也，顺阴之静翕。出处合乎阴阳，则寒暑得其度矣。其收也，在内之真气无所散。其拒也，在外之邪气无所入。收拒明乎真邪，则筋骨无或扰矣，非起居有常者能之乎？吹嘘呼吸，吐纳其气也。除旧而浊者散，置新而清者敛。察水上火下，而两者交通，达离坎之相济也。知七损八益，而二者以调，顺男女之阴阳也。和于术数，有如此者。志闲则嗜欲不能汩其真，心安则惊惧不得入其舍。嗔恚思想，去而勿营。专气致柔，守而勿失。恬淡虚无，有如此者。食饮得节，异乎饮食自倍者。起居有常，异乎起居如惊者。和于术数，人事以明。恬淡虚无，天德以合。以是四者，交修互养，全生之道，尚何加焉！

---

① 莫非：没有什么不是。

② 贻：贻害。

③ 收拒：停止劳作。《素问·生气通天论》："暮而收拒，无扰筋骨，无见雾露。"

④ 闭：《素问·上古天真论》："志闲而少欲，心安而不惧。"当作"闲"，形近而误。

⑤ 数者：前言之"食饮、起居、术数、恬淡虚无"类。

觉此而冥，所谓传①精神、服天气②者，圣人能之。知此而辨，所谓配天象地、傍人事③者，贤人能之。昧者反此矣，苍天之气不知所顺，四时之序又失所从，忧患缘其内，苦形伤其外，风邪并至，自肌肤达于骨髓，闭塞散解之不胜治，奚暇论通理之旨。

觉此而冥，则得于自然。故坎一之精，上传于心。离二之神，下传于肾。秘服元气，以通天真，此圣人能之。知此而辨，则得于使然。故一动而作，上以配天。一静而止，下以象地。中傍人事，以养五脏，此贤人能之。天人之理不同，浅深之效亦异也。昧者反此。苍天阴阳清浊之气，不知所顺。四时生长收藏之序，又失所从，拘迫之忧患缘其内，遑遽之苦形伤其外。贼风虚邪，缘是而至，始自肌肤，终达于骨髓，闭壅散解，以为治疗之不胜，奚暇论圣贤通理之旨。

荣卫行流章第二

【点评】荣卫行流，即荣卫气血的运行。本章认为，荣卫气血津液的运行以"通利"为常平，以五脏六腑功能的正常为根本。其倡导的"荣卫流行，以胃为本"的思想，上承《内经》，下启东垣。

一身之中，四海④为本，十二经脉循行如环。原人一昼夜之间，有万三千五百息，漏下百刻，阴阳一周。其气上注，始于手太阴之

---

① 传：同"抟"，聚集。
② 服天气：吐纳吸入天地精气。
③ 傍人事：傍，同"旁"，依照。依照人情事理。
④ 四海：人体气海、血海、髓海和水谷之海。

脉，其行之也，以息往来，故一呼脉再动，一吸脉再动，呼吸定息，脉亦胥^①应。

有髓海，有血海，有气海，有水谷之海，此四海之为本者也。十二经脉，注于四海，而循行如环。二百七十定息，气周于脉，一昼一夜之间，脉行五十周，则万三千五百息，故漏下百刻，阴阳一周也，周而复始。故其气上注，始于手太阴之脉，气之所始，肺之经也。其行之也，以息往来。故一呼脉再动，一吸脉再动。呼吸定息，脉亦胥应者，一呼再动行三寸，一吸再动亦行三寸，呼吸定息，脉行六寸。经脉之周于身也，其长十有六丈二尺。一呼吸行六寸，二百七十定息，即环周矣。以一昼夜有万三千五百息计之，则行八百一十丈，如是则应天之常度，无太过不及而为平人脉也。

外合十二经水，内属五脏六腑，泉源贯通，中有所本，如昼夜之更迭，海水之朝夕^②。故曰：经水者，受水而行之；五脏者，合神气魂魄而藏之；六腑者，受水谷而行之，受气而扬之；经脉者，受血而营之也。然得顺者生，知调者利，一失其平，则有太过不及之患。

外合十二经水，内属五脏六腑者，足阳明合海属胃，足太阴合湖属脾，足少阳合渭属胆，足厥阴合沔属肝，以至合汝属肾，合江属大肠，合淮属小肠，合河属肺之类是也。泉源贯通，言所合也。中有所本，言所属也。相代如昼夜之更迭，则相代之不已也。进退如海水之朝夕，则进退之有常也。血荣于身，以经而流，此十二经所以受水而行之。精、神、魂、魄、意以脏而舍，此五脏所以合神气魂魄而藏之。言气不言精与意，则元气在肾，精所藏焉。冲气在脾，意所藏焉。言气则精意可知矣。六腑者，有所纳，有所播，纳者饮食之养，

---

① 胥：相互。
② 朝夕：通"潮汐"。

播者所纳之气，此之谓受水谷而行之，受气而扬之。又继之以经脉者，受血而营之，则知五脏之血皆由经脉而行焉。故曰：得顺者生，欲顺而导之则不闷。知调者利，欲调而和之则不乖，一失其平，则有太过不及之患，失顺调之节也。

又况上焦如雾，中焦如沤，下焦如渎。六经为川，肠胃为海，九窍为水注之气。胃有五窍，为闾里之门户。廉泉、玉英①，为津液之道路。一体盈虚，参乎天地，应于阴阳，其可壅闷②而不使之流通乎。

气升而扬，故上焦如雾。气平而浮，故中焦如沤。气降而澄，故下焦如渎。三阴属脏，三阳属腑，六经流注而无有穷已，此其所以为川。胃虚则肠满，肠虚则胃满。肠胃迭满，而停纳水谷，此其所以为海。澄澈于中，通达于外，此则九窍所以为水注之气。胃有五窍，为闾里之门户，五脏之本也。廉泉、玉英，为津液之道路，华池之源也。一体盈虚，即天地之阴阳消息之理也。天地以阴阳而立形，阴阳以天地而布气。天地以形言，则谓之参，有侔合之义也。阴阳以气言，则谓之应，有酬酢之义也。一体之盈虚者如此，其可壅闷而不使之流通乎。

且受谷者浊，受气者清。清上浮于肺，浊下流于胃。清上走空窍，浊下行诸经。其清者为荣，浊者为卫。荣行脉中，卫行脉外。荣者血也，卫者气也。血气者，人之神，不可不谨养。苟乖所养，积寒留舍，荣卫不居，为卷肉缩筋之疾。荣虚卫实，为肉苛③之疾。气热则为风昏④之疾，血热则为痈肿之疾。以至血虚为热，血实为寒；气实为痛，气虚为少气。邪在脏而血留，邪在腑而气闷，是皆阴阳偏

---

① 廉泉、玉英：廉泉穴与玉堂穴。
② 闷：同"闭"。
③ 肉苛：局部或全身肌肤麻木。
④ 风昏：眩晕头昏。

胜，荣卫不得而通。

《素问》曰：咽主地气，喉主天气。咽，受谷者也，故浊者入焉。喉，受天气者也，故清者通焉。惟清则扬，故上浮于肺，所谓天气通肺是也。惟浊则入，故下流于胃，所谓地气通嗌是也。上浮而走空窍，众人之息者是也。下流而行诸经，播于诸脉者是也。《内观经》曰：气清而快，谓之荣，故清者为荣。又曰：气浊而迟，谓之卫，故浊者为卫。荣者洒陈于六腑，乃能入于脉，是谓荣行脉中。卫者循皮肤之中，分肉之间，是谓卫行脉外。惟行脉中，故荣者血也。惟行脉外，故卫者气也。血气所以斡旋百体，故为人之神，而不可不谨养。夫肉之大会为谷，肉之小会为溪。分肉之间，溪谷之会，荣卫所行也。积寒留舍于溪谷，此荣卫所以不居，为卷肉缩筋之疾焉。荣虚而不足，气实而有余，则虽近衣絮，犹肉苛也。气热则上壅而为风昏，血热则外溢而为痈肿。血虚则气并而为热，血实则气衰而为寒。气实为痛，血不胜气也。气虚为少气，气不胜血也。血为阴，故邪在脏而血留。气为阳，故邪在腑而气闷。凡此皆阴阳偏胜，荣卫不得而通。《圣济经》序曰：偏阴偏阳之谓疾者以此。

知道者，水火欲其相济，土金欲其相养，气血欲其和，所以壮精神而填骨髓，补肌肤而流诸经。喘息欲其调，所以养六腑而务升降。腐秽欲其去，所以坚五脏而通神明。含津炼气，灌溉五宫，故鼻和而知香臭，舌和而知滋味，耳和而闻五音，目和而视五色，其所以然者，脏气之所自通也。虽然水谷精气为荣，水谷悍气为卫，胃为水谷之海，四海在人，要以胃为本，是又不可不知也。

受水精而成血，受火精而成气。水火欲其相济，则血气之相逮也。土，胃也。金，肺也。浊气入胃，清气入肺，土金欲其相养，则清浊之相保也如此，然后可以言气血之和。惟气血之和也，故精神得之而壮，则足以填骨髓。肌肤得之而补，则足以流诸经焉。《内观经》曰：元气入鼻，溉元宫也，则喘息欲其调可知矣。又曰：不洁臭秽，浊辱形神，则腐秽欲其去可知矣。喘息者气也，凡气为阳，六腑亦阳也，故所以养六腑。腐秽者臭也，凡臭各凑于脏，故所以坚五脏。喘息既调，斯能务升降。腐秽既去，斯能通神明。含津炼气，《圣经》言：神水华池，含津鼓漱是也。由是咽清英，而灌溉五神之宫。五神之宫，滋益于内，而达于外，故肺气通于鼻，鼻和而知香臭。心气通于舌，舌和而知滋味。肾气通于耳，耳和而闻五音。肝气通于目，目和而视五色。所谓脏气之所以自通也如此。水谷精气为荣，《素问》所谓和调于五脏者是也。水谷悍气为卫，《素问》所谓慓疾滑利者是也。胃为水谷之海，盖水谷入于嗌，聚于胃。荣也，卫也，皆本于此焉，此则又言荣卫皆受气于胃也。人之一身，四海为本。而四者在人，又以胃气为本焉。此三阴三阳之脉，所以皆不可无胃气也。

存神驭气章第三

【点评】存神驭气，即养神而统驭气的运行。本章论述了神与气之间"神依气住""气以神驭"的相互依存关系，并认为"调气""守气""交气""服气"即所以调神，而"神为身之宝，不欲暗耗"，神全则生全。

人受天地之中以生，所谓命也。形者生之舍也，气者生之元也，神者生之制也。形以气充，气盭则形病。神依气住，气纳则神在。修真之士，法于阴阳，和于术数，持满御神，专气抱一，以神为车，以气为马，神气相合，乃可长生。故曰：精有主，气有原，呼吸元气，合于自然，此之谓也。

天数奇，地数偶，至五为天地之中。人受天地之中以生，如囟胃脾，皆围是五所以立命也。命受于自然，无间其有生之大本欤。生非形则无所托宿，是天选之形，乃生之舍也。生非气则无所禀贷，是冲气之和，乃生之元也。生非神则无所斡旋，是经纬之神，乃生之制也。形以气充，乖戾其气，则形为之病。神依气住，收敛其气，则神以之存。修真之士，顺四时以调神，推五运以明化，所以法于阴阳也。察水上火下，而两者交通。知七损八益，而二者以调，所以和于术数也。持满而不溢，御神而不驰，专气而不暴，抱一而不脱。神者气之子，气者神之母。以神为车而从气，则气因神用；以气为马而导神，则神因气行。两者相合，则深根固蒂，而获长生久视之道矣。古之人，精有主而得所止，故足以集神。气有原而无所竭，故足以运神。呼出心肺，吸入肾肝，出纳元气，皆合于自然，是乃修真之道。

昔之明乎此者，吹嘘呼吸，吐故纳新，熊经鸟申①，导引按蹻，所以调其气也。平气定息，握固凝想，神宫内视，五脏昭彻，所以守其气也。法则天地，顺理阴阳，交遘坎离，济用水火，所以交其气也。神水华池②，含虚鼓漱③，通行荣卫，入于元宫，溉五脏也。服气于朝，闭息于暮，阳不欲泆④，阴不欲覆⑤，练阴阳也。

吹属肾而气寒，嘘属肝而气温，呼属脾而气和，呵属心而气热，呬属肺而气清，此五脏气之异也。言吹嘘呼，而不及呵与呬，岂以举吹之寒，则可以知其热。举嘘之温，则可以知其清耶。凡此皆气之出

---

① 熊经鸟申：古代一种导引养生之法。状如熊之攀枝，鸟之伸脚。
② 神水华池：舌底所产生的津液。
③ 鼓漱：道教修行鼓漱法，当口腔中充满舌底所产生的津液，然后以此漱口，最后吞咽，直送入丹田，以溉脏润身，滋流百脉。
④ 泆：同"逸"，散失。
⑤ 覆：消亡。

也，惟吸则气之入焉。出然后能吐故，入然后能纳新。吐于口去故也，纳于鼻取新也。熊经鸟申，导引按蹻，则有若回旋扳托，俯仰卷舒，捉搦三关，热摩丹田，此所以调其气也。惟气之既调，则可以冥心放体，任气往还矣。平气定息，则壅息喉间，而气不妄泄。握固凝想，则闭关内持，而神不外耗。五脏皆有神，五神皆有宫，内视以省神，神定而明复，故五脏昭彻，而天光内融，此所以守其气也。惟气之有守，则措鸿毛于鼻端而不飘矣。天地有自然之合，于此法则焉。阴阳有自然之和，于此顺理焉。以卦言之，有坎有离，而使之交遘。以物言之，有水有火，而使之济用，此所以交其气也。惟气之既交，则婴儿姹女，自然凝矣。神水华池，昔人谓之浸玉为醴者也。含虚鼓漱，昔人谓之炼金为浆者也。即咽而流，则能通行荣卫。即咽而运，则能入于元宫，此之谓溉五脏者也。朝而气作，服气于朝，服乎阳气未散之前也。暮而收归，闷息于暮，闷乎阴气已凝之后也。服之而阳气不洩，闷之而阴气不覆，此之谓炼阴阳也。

以至起居适早晏，出处协时令，忍怒以全阴，抑喜以存阳①。泥丸②欲多栉③，天鼓欲常鸣④，形欲常鉴⑤，津欲常咽，体欲常运，食欲常少。眼者身之鉴也，常居欲频修；耳者体之牖⑥也，城郭欲频治。面者神之庭也，神不欲伤；发者脑之华也，脑不欲减；精者体之神也，精不欲竭；明⑦者身之宝也，明不欲耗。补泻六腑，淘炼五

---

① 忍怒以全阴，抑喜以存阳：《素问·阴阳应象大论》："暴怒伤阴，暴喜伤阳。"
② 泥丸：泥丸宫，头部。
③ 栉：梳头。
④ 天鼓欲常鸣：《云笈七签》："叩齿之法……中央上下相对相叩，名曰鸣天鼓。"亦有言为叩击头枕部者，如邱处机的《颐身集》载："两手掩耳，即以第二指压中指上，用第二指弹脑后两骨做响声，谓之鸣天鼓。"
⑤ 鉴：明察。
⑥ 牖：窗户。
⑦ 明：指神。

精，可以固形全生者，无所不用其至，是皆修真之要道也。

发陈之时，夜卧早起。容平之时，早卧早起，起居适早晏也。阳通物而出于春夏，春夏则披发缓形，无厌于日焉。阴戕物而入于秋冬，秋冬则收敛神气，使志若伏若匿焉，出处协时令也。暴怒伤阴，所谓大怒邪毗于阴也，故忍怒以全阴。暴喜伤阳，所谓大喜邪毗于阳也，故抑喜以存阳。明堂宫泥丸，太一居焉，为脑之神，而发者明堂之林精也，欲多栉焉，疏血气也。掩耳而叩之，则天鼓自闻，欲常鸣者，警诸神也。形欲常鉴者，一体百神，各有所属，不可不察也。津欲常咽者，滋血脉，润关元，漱元液于三焦，运精英于六腑，所谓妙莫妙于三十六咽，调元气于玉池之中是也。流水不腐，户枢不蠹，故体欲常运。食宜频而饥，不宜顿而饱，故食宜常少。眼者身之鉴也，常居欲频修，昔人谓有磨鉴之方，能洞视万灵是也。耳者体之牖也，城郭欲频治，昔人谓有决牖之术，能彻听群响是也。面者众神之所会，故为神之庭，而神不欲伤，斯有以全其神焉。心忧而面戚者，无有也。发者自脑而滋益，故为脑之华，而脑不欲减，斯有以补其脑焉。脑减而华白者，无有也。五脏皆有精，五脏皆有神。神缘精而寓之，精拱神而止之，故精者体之神也。明缘神照，神托心存。心由形有，形以道全，故明者身之宝也。精不欲竭，丰其源则精不散。明不欲耗，复其明则神不消。补泻六腑，则实损而虚益。淘炼五精，则邪却而真存。凡可以固形而不摇，全生而不亏者，无所不用其至，此修真之道，可谓得其要矣。

昧乎道者，神气各驰，情为欲牵。气虽呼吸于内，神常外役于物。其形中空，气不驭而神不凝，此所以精坏而神散也是焉。足与语三月内视，住心一神者哉！

《保精神论》曰：精者，神之本；气者，神之主；形者，气之宅。故神太用则歇，精太用则竭，气太劳则绝。是以人之生者神也，形之托者气也，若气衰则神耗。由是而观，则昧乎道者，神气各驰，而二者离守。情为欲牵，而真以伪丧。气虽呼吸于内，而不适夫吐纳之宜。神常外役于物，而不安于五官之静。气不驭而为之奔逸，神不凝而为之消释，此其形中空者，所以精坏而神散也。上古之修真者，至于三月内视，住心一神。盖神之在人，舍于心，托于目，发于视。内视则神不外发，住心则神依心止，此神之所以一也。能一神，则不役于物，而形全精复，与天为一，惟圣人为能如此。

卷之九·药理篇

【点评】药理，即药效之理。本篇主要论述了药物药理的问题，包含了攻经式训章、制字命物章、名定实辨章、权通意使章四章。各章分别论述了用训释的方法考究典籍中医学原理的重要性；名物训诂对理解医药之理的重要性；药物名称对反映药物实际功效的重要性；懂得权变变通，发挥医者思维的主观能动性等问题。章节之间具有一定逻辑关系，论述层层递进。在认识药物药理时，本篇特别强调"法象"思想，并举空青、丹砂、云母、磁石、黄石脂等五石及蝉蜕治风、虻虫治血等具体药物药理来说明，但同时也告诫我们要懂得权变，不可胶柱鼓瑟、刻舟求剑。其"药理法象"思想对后世易水学派有重要影响。

物均有材，材均可用。五药之性不同，因其材而用之，皆足以已人之疾。盖一物具一妙理，王者能穷理尽性。而至于命也，则因药之理而明之，特余事焉。推余事以示斯民，然后养生治疾之旨，昭然明于天下矣。

攻①经式训章第一

【点评】式，用也。考经式训，即用训释的方法来考究典籍。

---

① 攻：陆本作"攷"，"考"之异体字，当是。

148

本章以对《易经》《尚书》《礼记》《周礼》等典籍中相关医学原理的考释为例，来证明用训释的方法考究典籍中医学原理的重要性。并认为许多医学原理百姓日用而不知，需有人加以阐释以便让百姓知其然并知其所以然。本篇总论药理，本章首先强调了"理"的重要性。

伏羲、神农、黄帝书谓之三坟，言大道也。孔子叙书，断自唐虞①以下。而后世以三坟书阔略②于世务，间有崇尚，亦与六经为两途。殊不知伏羲观象画卦，神农教民稼穑、尝药疗疾，黄帝正名百物。先圣后圣，若合符节③，惟能使判④而复合。然后知三坟六经，皆济民用，防患于未然者，夫岂有彼时此时之异哉！

天下无异道，有异时。圣人无异心，有异迹。以迹而趋时，则世之相后也。时数有多寡，地之相去也。道里有远近，未尝同也。因心以会道，则生虽先后，越宇宙而同时。居虽相去，异天壤而共处，未尝异也。自伏羲、神农、黄帝，以至唐虞三代，圣人之以迹而趋时，因心以会道，莫不皆然。三坟之书，言大道也。五典之书，言常道也。孔子之叙书，断自唐虞以下，以其道之常，而应世之迹尤著，斯可得而叙焉。后世以三坟书阔略于世务，间有崇尚，亦与六经为两途，是岂知孔子之意哉。是岂明圣人以迹而趋时哉。不明夫趋时之迹，乌足与语会道之心乎。殊不知伏羲始画八卦，以通神明之德，以类万物之情。神农教民稼穑而民得粒食，尝药疗疾，而民无夭伤。黄帝正名百物，而民资物以养。以三坟之书，与六经为两途，则文王何

---

① 唐虞：唐尧与虞舜。
② 阔略：粗略。
③ 符节：古代朝廷传达命令、征调兵将以及用于各项事务的一种凭证。用时双方各执一半，合之以验真假，如兵符、虎符等。
④ 判：分开。

以重易爻，后稷何以播时百谷，医师何以列之周官。黄帝之明民共财，何以载之祀典。非特此也，孔子系《易》，于伏羲则曰盖取诸离，于神农则曰盖取诸噬嗑，于黄帝则曰盖取诸乾坤。而三坟之书，在周官则外史掌之，在春秋则左史倚相读之。凡若此，则知自伏羲以至三代，先圣后圣，若合符节，不可以差观殊。不明乎道，斯有两途之蔽。历数百千载，然后判而复合，则知三坟六经皆济民用，防患于未然者，夫岂有彼时此时之异哉。得其无异，此天下所以复见天地之大全，古人之大体也。

观其演《易》说卦，推阴阳之赜，究物性之宜，大或及于牛马，微或及于果蓏，潜或及于龟蟹。盖以谓禀气而生，不离阴阳。惟其不离阴阳，故无一不协于理，而时有可用者矣。

此言《易》之所载，无异于三坟也。因九六以推阴阳之赜，因六爻以究生物之宜，大或及于牛马，所以象坤之顺，乾之健者是矣。微或及于果蓏，所以象艮之阳，成实于上者是矣。潜或及于龟蟹，象离卦之德、神气之燥者是矣。禀气而生，不离阴阳，则协阴阳之理矣。因其理而远之，则皆有可用者焉。

类于《九畴》①，则若初一曰五行②，而系之以润下作咸，炎上作苦，曲直作酸，从革作辛，稼穑作甘是也。列之《天官》③，若食医掌和六食，则系之以食羹酱饮之齐，必眂四时，以至春酸、夏苦、秋辛、冬咸，调以滑甘，无不备也。

类于《九畴》，言书之所载，无异于三坟也。北方阴极而生寒，寒生水，水生咸，故润下作咸。南方阳极而生热，热生火，火生苦，

① 九畴：《洪范·九畴》。
② 初一曰五行：见于《洪范·九畴》，五行为天地间最初始的构成，天地以五行造化万物。
③ 天官：《周礼·天官》。

故炎上作苦。东方阳动以散而生风，风生木，木生酸，故曲直作酸。西方阴止以收而生燥，燥生金，金生辛，故从革作辛。中央阴阳交而生湿，湿生土，土生甘，故稼穑作甘。列之天官，言礼之所载，无异于三坟也。食剂眂春时，取其温也。羹剂眂夏时，取其热也。秋之凉，酱剂眂焉。冬之寒，饮剂眂焉。风气散，其味宜收。热气软，其味宜坚。故春夏多酸苦。燥气收，其味宜散。寒气坚，其味宜软。故秋冬多辛咸。滑以利之，甘以缓之，利之缓之，所以调之也。

《记》①之所载，于春则曰味酸臭②膻，夏则味苦臭焦，秋则味辛臭腥，冬则味咸臭朽③。以至荐鲔④于春，尝麦尝黍于夏，尝谷尝稻于秋，尝鱼于冬，乃所以见授时之至也。诗之所赋，若食郁及薁⑤、烹葵及菽、剥枣、获稻，食瓜、断壶⑥、献羔、祭韭，或介眉寿⑦而为酒，或达阳气而凿冰，乃所以见化民之笃⑧也。

《记》之所载，《诗》之所赋，皆合于三坟者也。曲直作酸，炎上作苦，故味酸味苦，见于春夏。从革作辛，润下作咸，故味辛味咸，见于秋冬。著见于外为阳臭，闭塞于内为阴臭。膻为阳臭，故言于春。腥为阴臭，故言于秋。焦，炎过矣，至阳之臭也，故言于夏。朽，不泄矣，至阴之臭也，故言于冬。荐鲔于春，迎阳而先至者也。尝麦尝黍于夏，尝谷尝稻于秋，尝鱼于冬，言时物也。凡此所以见授时之至也。六月食郁及薁，七月烹葵及菽，八月剥枣，十月获稻，此

① 记：指《礼记》，以下记载见于《礼记·月令》。
② 臭：气。
③ 朽：腐烂。
④ 荐鲔：荐，进献。鲔，鲔鱼。
⑤ 郁及薁：郁，树名，其果实如李子大。薁，类似于郁类，又有蘡薁或蔓薁，其状与葡萄相似。
⑥ 断壶：摘葫芦。壶，通"瓠"，即葫芦。
⑦ 介眉寿：祝寿。
⑧ 笃：迟钝。

皆甘旨，非农夫所常食也。七月食瓜，八月断壶。瓜也，壶也，庶人之所常食，而老壮共之也。四之日其蚤，献羔祭韭者，荐时物也。羔也，韭也，微物也。必以其蚤者，谨时也。或介眉寿而为酒者，所以养老也。或达阳气而凿冰者，达其闭塞也。凡此皆趋时而不失，兹其所以见化民之笃也。

不特如此，萍氏几酒①，莽草熏蠹②，嘉草攻毒③，牡鞠杀鼃④，茉苢有子⑤，椒气下达⑥，蓝除结憹⑦，萱草⑧忘忧，蘜穷⑨可以御湿，薮⑩可以去邪，皆以至理寓焉。盖天之生物，不离五行。五行之附著，虽散殊区别，率可观省。惟斯民由之而不知⑪，必待圣人尝之以知毒，夫然后养生治疾之旨，昭明于天下。后世百王有作，莫能加焉。然则三坟六经有以异乎？

萍氏几酒，周人建官。几酒，以察其微也。莽草薰蠹，周人建官。除蠹，以莽草薰之也。嘉草攻毒，见于庶民。牡鞠杀鼃，见于蝈氏。茉苢有子，见于和平之什。椒气下达，见于椒聊之咏。陟彼阿丘，言采其虻，欲除结憹也。焉得萱草，言树之背，欲忘忧闷也。《左传》曰：有山蘜穷乎。释云：欲使无社，逃泥水中，则鞠穷可以御湿明矣。《神农书》曰：薮逐风邪，根杀三虫。记有之曰：三牲用

---

① 萍氏几酒：萍氏，古官名。几酒，即酒禁。见于《周礼·秋官司寇》。《本经》载"萍"能"胜酒"，此处当是此意。

② 莽草熏蠹：《周礼·秋官司寇》："除蠹物，以莽草熏之。"

③ 嘉草攻毒：《周礼·秋官司寇》："除毒蛊·以……嘉草攻之。"

④ 牡鞠杀鼃：鼃，同"蛙"。《周礼·秋官司寇》："去蛙蝇，焚牡鞠，以灰洒之则死。"

⑤ 茉苢有子：茉苢即车前，服车前子使妇人宜妊，故曰"茉苢有子"。

⑥ 椒气下达：椒，指花椒。花椒，引逆气下达而不上冲。

⑦ 蓝除结憹：蓝，贝母。《诗经集传》："或采蓝，以疗郁结之疾。"

⑧ 萱草：《本经》载其一名为忘忧。

⑨ 蘜穷：即芎。

⑩ 薮：《本经》载吴茱萸一名为"薮"。

⑪ 斯民由之而不知：百姓日用而不知。

蘮，《尔雅》谓之檄，则蘮可以去邪明矣。此皆六经所载，至理寓焉者也。天之生物不离五行。五行之附著，虽散殊区别，率可观省。此言物不离于五行，而人禀之者，亦五行而已。因物致用，咸有裨益也。惟斯民由之而不知，必待圣人尝之以知毒，然后以之养生，则其生不夭。以之治疾，则其疾不作。其旨昭明于天下，然后百王有作，莫能加焉。盖先圣后圣，其道一也。观此则三坟六经有以异乎？

制字命物章第二

【点评】制字命物，即创造文字对事物进行命名。本章以对"五臭"及部分药名的训诂为例，强调了名物训诂对理解医药之理的重要性。认为通过名物训诂，"物物妙理，可得而推"。名物训诂确实为我们提供了一条理解医药之理的重要途径，但具体实践中也不能以偏概全，挂一漏万。

物生而后有象，象而后有滋①，滋而后有数。字书之作，包括象数。物物妙理，可得而推。况本乎地者味自具，本乎天者气自彰。其谷、其果、其畜、其菜、其药，动植之间，有万不同，而气味自然，率②不过五，凡以象数寓焉。

见乃谓之象，物生而可见，是谓有象。有象矣，则因象而滋益，是谓有滋。物之滋而日蕃，则一二三四之数，自此而始矣，是谓有数。字书之作，有象可见，有数可推者，无不包括。一物具一性，一性具一理，其理之妙，其可即此而推焉。本乎地者味自具，所以作阴

---

① 滋：增多。
② 率：皆，都。

德而养形。字书之于五味，无不该也。以至五谷为养，五果为助，五畜为益，五菜为充，五药为疗。动而有能，植而有生，品汇万殊，不出乎气味。气味滋荣，不逃乎五行。制字命物，咸有妙理。即象数所寓而求之，无余蕴矣。

且味者土也，物成之时也。物成而后有味，故五味皆生于土。而甘苦咸酸辛，又皆本于淡。淡者一也，口入一而为甘，甘出十而为苦。木作酸也，始于敷播，卒乃收聚。辛九数也，物穷则变，故辛甚则反甘。甘十数也，物极则反本，故甘甚则反淡。炎上作苦，苦生甘也。然火无正体，体草木焉。润下作咸，卤自咸①也，亦有感于煎吹而咸者焉。此五味自然之理也。

辰戌丑未皆土也，故土王于四季之末。然土由火生，《月令》言上于季夏之后，则未为土之正矣。此未所以为土也。戊合癸，而癸位于子丑之间，则戊潜于午未之分。午未之分，丁之位也。戊亲未而土旺，故能出而藏丁。戊出藏丁，则未土为物成之时也明矣。物成而形质充盈，味可尝也，是谓物成而后有味，味出而物之成，物之成因于土，故五味皆生于土。于是穷于甘，化于苦，感于咸，作于酸，变于辛，然皆以淡为本。淡者，水也。水得一焉，是谓淡者一也。口入一而为甘，言甘能入淡。甘出十而为苦，言苦能出甘。木之作酸，曲直者也。始于敷播，言其生。卒乃收聚，言其成。木成而有味，故木作酸，酸主收。辛金成而有味，故得九数。九，阳之穷，阳穷能变，故辛甚则反甘。甘土成而有味，故得十数。十，阴之极，物极则反，故甘甚则反淡。淡者，其本之谓也。火之本不苦也，其味则苦。苦生甘者，火生土也。然火为至神，缘薪显照，榆柳取之在榆柳，枣杏取之

---

① 卤自咸：天然生成的盐称为"卤"，故曰"卤自咸"。后文"煎吹而咸者"指人工煮海成盐。

在枣杏，是以火无正体，体草木焉。水之本不咸也，其味则咸。卤自咸也，若郇瑕氏之地沃饶而盐是也。亦有感于煎吹而咸者，若管仲焉，煮海之利以富齐国是也。凡此皆五味自然之理，见于制字者也。

臭各有自，鼻能得之。土臭为香，以夫土爰稼穑。稼穑作甘，故黍稷之芗①亦谓之香。火臭为焦，以夫阳炎过矣，不宜复上，故惟焦为至阳之臭。腥虽阴臭，然有日生之者，有肉之腥者焉。膻虽阳臭，然且非至阳，而羊则臭膻焉。木朽而不泄，则朽肉腐而不散则腐朽，腐皆至阴之臭，而至阴为闭塞，此五气自然之理也。

臭各有自，阴阳之气也。鼻能得之者，由外而卑内也。土臭为香者，以夫土爰稼穑，稼穑作甘，冲气尤足，谷之香也。黍稷之芗，亦谓之香者，黍稷于谷为尤香焉。火臭为焦者，以夫阳炎过矣，不宜复上，火之未为焦也。惟焦为至阳之臭，阳至是极故也。有日生之者，阴虚而日气入之。有肉之腥者，于肉有腥焉故也。此腥所以为阴臭，且非至阳温厚之气也。羊则臭膻，自然之臭也，此膻所以为阳臭。木朽而不泄，则郁而朽，肉腐而不散，则积而腐朽。腐皆至阴之臭，而至阴为闭塞，盖北方万物之所闭藏也。凡此皆五气自然之理，见于制字者也。

夫凤鸟有文，河图有画，非人为也。制字命物，亦岂私智哉。尝泛论之，桂犹圭也②，宣导诸药，为之先聘，若执以使。梅犹媒也，用以作羹，能和异味而合。苴③能除臭散滞，则草之有任者。蒜能除邪杀虫，则辛之致果者。其气上而疏达，穷治脑疾，故芎䓖有穹穷之义。能益精而定心气，为气之帅，故远志同得志之升。萆薢则治湿痹而解散骨节诸风，苡薏仁则缓其中而随其意。所以甘遂取直达，若夫

---

① 芗：谷稻之香味。
② 桂犹圭也：圭，古时礼器。桂如执圭之使，引导阳气。
③ 苴：紫苏。

间之遂①。解仓②取发敛，若仓庾③之仓。桃虽果类，然木所兆，而神所藏。楙④虽瓜名，然实之硕而材之坚。枸杞谓之槛⑤，以其可继而久⑥。菖蒲谓之昌阳，以其得神而昌⑦。析蓂之治⑧，析其冥而启其明也。礞石之治，祛其蒙而发其覆⑨也。蘘有攘义，则以除蛊毒。兰有阑义，则以被不祥。苿苢之义，或不或㠯⑩。荎藸之义，即一即五⑪。莨菪能致狂及治癫痫，乃所以为良。芫花能毒鱼及治疝瘕，乃所以为元，此类者不可偻指⑫。

　　凤鸟有五德之文，天地不能秘其灵。河图有奇偶之画，神明不能藏其象。圣人法是以制字命物，自然之真理，岂人为之私智哉。是故圭而后聘，所以伸其信也。桂能宣导诸药，为之先聘者如之，是以桂犹圭也。媒而后合，所以重其别也。梅可作羹，能和异味而合者如之，是以梅犹媒也。荏，苏类也，以除秽臭，以散积滞，非草之可任者乎。薮，茱萸也，以去邪毒，以杀三虫，非辛之致果者乎。辛温之气上达，脑之冷热可除，故芎䓖有穹䓖之义。精有所益而定志，心有所之而帅气，故远志同得志之升。草薢以除湿痹，卑之义也；解散骨

----

① 间之遂：间，空隙；遂，道路。

② 解仓：芍药。

③ 仓庾：贮藏谷物的处所。

④ 楙：木瓜。

⑤ 枸杞谓之槛：《说文解字》言："槛，枸杞也。"槛即枸杞别称。

⑥ 继而久：延年益寿。

⑦ 得神而昌：菖蒲使人精神爽慧。

⑧ 析蓂之治：析蓂有主治目疾的功效，可明目，疗目痛泪出，《神农本草经》言析蓂子"主明目"。

⑨ 祛其蒙而发其覆：言礞石善治老痰蒙蔽清窍，解癫狂痫等昏蒙之状。覆，遮盖，蒙蔽。

⑩ 或不或㠯：不，草木子房，象萼蒂形；㠯，通"以"，金文字形，象人。前文言"苿苢有子"。

⑪ 荎藸之义，即一即五：《尔雅·释草》："菋，荎藸。"注言其为"五味"，五味子。因其一物含有五味，故言"即一即五"。

⑫ 偻指：屈指计数。

节诸风，薢之义也。缓其中而随其意，所以是也，又苡薏人之所以从意从以也。夫间有遂，通其水也，故甘遂若夫间之遂。仓之所蓄，积而散也，故解仓若仓庾之仓。木所兆而神所藏，此果之所以为桃。实之硕而材之坚，此瓜之所以为楸。櫰之可继而久，言引年也。昌阳之得神而昌，言益聪明也。以析其冥而启其明，故谓之析蓂。以祛其蒙而发其覆，故谓之礞石。襄却邪气而除蛊毒，故有蘘义。兰杀除蛊毒而祓不祥，故有阑义。茱莒之使人有子，故或不或以。茎藷之具五味，故即一即五。莨菪能致狂及治癫痫，乃所以为良善之至也。芫花能毒鱼及治疝瘕，乃所以为元善之良也。凡此类不可偻指，皆制字命物，不可以不究其理也。

盖物囿于天地间，虽东西南北之异方，山林川泽之异地，散植显隐之异宜，会而通之，皆有明理，可视而知，可听而思。以之养生而治疾，以之防患而乂①灾，贵夫深究而博识焉尔。

东西南北，既以异方；山林川泽，既以异地；散植隐显，既以异宜。疑有睽而不合，乖而不同者。然会而通之，虽蝡蠕之虫、肖翘之物，皆有明理。视而可见者，于以知其形。听而可闻者，于以思其义。以之养生而治疾，则真精保而淫气消。以之防患而乂灾，则祸害止而邪毒除。诚能所究者深，而不泥于謇浅。所识者博，而不沦于狭隘，则方之形妙外之理，寓诸气味之间者昭然矣！

名定实辨章第三

【点评】名定实辨，即事物命名确定之后，其相应内涵也就确

---

① 乂：除。

定了。本章以"药理法象"及部分药物的名实之辨为例，在"制字命物"的基础上，进一步论述了药物名称对反映药物实际功效的重要性。名实之辨是我国古代哲学的重要命题，《荀子·正名》曾对之有系统论述。事物名称虽然受制于实际内涵，但它一经确定又能对实际内涵发生影响，即"名定而实辨"。

天之所赋，不离阴阳。形色自然，皆有法象。毛羽之类，生于阳而属于阴。鳞介之类，生于阴而属于阳。空青法木，色青而主肝。丹砂法火，色赤而主心。云母法金，色白而主肺。磁石法水，色黑而主肾。黄石脂法土，色黄而主脾。触类长之，莫不有自然之理。

天地之所以橐籥万物者，既不离乎阴阳，则物之所以范形于天地者，亦岂外于阴阳邪。气变而有形，留动而生色，形色自然，法象著矣。毛羽，飞走者也。鳞介，潜伏者也。西方毛虫，三百六十，而麟为之长。南方羽虫，三百六十，而凤为之长。东方鳞虫，三百六十，而龙为之长。北方介虫，三百六十，而龟为之长。或生于阳而属于阴，或生于阴而属于阳者如此。空青，明目而益肝，抑又色青，则属乎木也。丹砂，养神而益心，抑又色赤，则属乎火也。金之色白，而脏属乎肺，白如云母，所以补肺也。水之色黑，而脏属乎肾，黑如磁石，所以补肾也。至于黄石脂者，黄，土之色也。土，脾之属也，故色黄而主脾。触类而长之，则石脂有五色之异，主五脏之不同。灵芝有五色之异，亦主五脏之不同。是皆理之自然，各从其类者也。资治养者可不察诸。

或质同而性异，或名异而实同。或孕正气，或托异类。或物化之未渝①，或物宜之相戾②。故芝禀五行之秀，杞备四时之养。菊花异

---

① 物化之未渝：物虽变而其性未变。
② 物宜之相戾：某物对此有好处，对彼则有害。

种，因以别甘苦之味。牡蛎异类，因以辨雌雄之体。蜜成于蜂，蜜温蜂寒。油本于麻，麻温油寒，兹同质异性也。消①异名而其性近，姜异名而其质同，附子、乌喙一本也，故气味相类。蜀漆、常山一体也，故治疗相通。芜蘼生于芎穷，蓬藁生于覆盆，兹名异实同也。腊雪凝至阴之气可以治温，忍冬禀不凋之操可以益寿。牛溲下水，乃土之所胜；豕足逐热，乃水之所胜；蟹骨续筋，乃金之所胜，所谓各孕正气者若此。车前生于牛迹②，可以利水。苁蓉生于马沥③，可以补中。络石络于石，可以却老。蕈生于槐，可以治风。垣衣④生于墙阴，可以疗疸。所谓托于异类者若此。蟹化为石，有情化为无情也。然石蟹之疗漆疮，则与蟹同。稷化为鲫，植物化为动物也。然鲫之补不足，则与稷同。铅丹以其铅之性未变，故可染发。蚕砂以其桑之性未变，故可治风。败席治筋者，以人气之所渍。蓝布解毒⑤者，以蓝性之尚存。由是见物化之未渝。礜石⑥杀鼠，桑蚕食之则肥。庵菌⑦辟蛇，駏驉⑧食之则仙。马得杜蘅而健，若原蚕则在所禁。羊食钩吻⑨而肥，若踯躅⑩则非所嗜。由是见物宜之相戾。数者虽或不同，要其名定实辨，理之自然，则一而已。夫名者，实之宾也。名之不正，实将安辨。昔人有食蝤蛑为蟹者，几以勤学误生。有服老芋为茯

---

① 消：同"硝"。硝有数种，如朴硝、芒硝、风化硝、玄明粉等，故曰"异名"。
② 牛迹：牛走过泥泞处，牛蹄所留脚印为牛迹。
③ 苁蓉生于马沥：马沥，指马尿的精华。古人认为肉苁蓉为野马遗沥落地而生。
④ 垣衣：苔藓类植物，一般生于垣墙阴荫处，可疗黄疸。
⑤ 蓝布解毒：因蓝布为蓝草染布而成，留有蓝靛药性，故可解毒，一般外敷或绞汁使用。
⑥ 礜石：当作"礜石"。《淮南子·说林训》载桑蚕所食之物为"礜石"，《本草纲目·礜石》言："古方礜石、礜石常相浑书，盖二字相似，故误耳。"
⑦ 庵菌：外形如蒿艾，《本草纲目·庵菌》引《别录》言"人家种此辟蛇也"。
⑧ 駏驉：兽名，似骡，可供乘骑。晋崔豹《古今注·鸟兽》说是公马母骡的杂种。
⑨ 钩吻：《证类本草·卷十》言人吃钩吻会断肠而死，但羊食钩吻的草苗则会体大而肥。
⑩ 踯躅：又称"羊踯躅"，有大毒，羊误食其叶踯躅而死。

神者，几以伪价^①增疾。实名之不可忽如此。

得阴阳之和，彰五色之异，芝禀五行之秀也。食苗叶于春夏，食实根于秋冬，杞备四时之养也。茎紫气香者味甘，茎青气蒿者味苦，菊花之不同也。是谓菊花异种，因以别甘苦之味。以左顾者为雄，以右顾者为雌，牡蛎之不同也。是谓牡蛎异类，因以别雌雄之体。蜜成于蜂，油本于麻，体本同也。蜜麻之温，蜂油之寒，性或异焉，此同质异性者也。曰芒曰朴，硝之异名也，而味皆苦辛，所谓其性近也。曰生曰干，姜之异名也，而出于一本，所谓其质同也。乌喙生于附子，皆辛温而治风，是谓附子、乌喙一本也。故气味相类。蜀漆生于常山，皆辛毒而治寒，是谓蜀漆，常山一体也，故治疗相通。芎䓖之叶曰蘼芜，皆可以治脑疾。覆盆之苗曰蓬藟，皆可以益精。此名异而实同者也。治热以药之寒，故腊雪凝至阴之气，可以治温。延年以药之耐，故忍冬禀不凋之操，可以益寿。牛溲下水，乃土之所胜。牛，土畜也，土能胜水。豕足逐热，乃水之所胜。豕，水畜也，水能胜火。蟹骨续筋，乃金之所胜，亦以筋，木也，以金而胜焉。凡若此者，各孕正气者也。车前，牛迹所生也，而能除湿，是之谓可以利水。苁蓉，马沥所生也，而能益精，是之谓可以补中。络石络于石，其可以却老者，具石之性尔。蕈生于槐，其可以治风者，具槐之性尔。垣衣生于墙阴，其可以疗疽者，其阴之气尔。凡若此者，托于异类者也。蟹化为石，蟹有情也，而化为石之无情。然石蟹之疗漆疮，则与蟹同者，漆得蟹而散故也。稷化为鲫，稷，植物也，而化为鲫之动物，然鲫之补不足，则与稷同者，气借稷而充故也。铅之色黑，因熬而成丹，而铅之性未变，故可以染发者，资其黑也。桑之性寒，蚕食而成砂，而桑之性未变，故可以治风者，资其寒也。败席治筋，非

取其席，取其气焉。是以谓人气之所渍也。蓝布解毒，非取其布，取其蓝焉。是谓以蓝性之尚存也。凡若此者，物化之未渝也。石类之有礜石，甘温之性无变也。鼠食之而杀，桑蚕食之而肥。草类之有庵䕡，苦寒之性无变也。蛇即之而却，駏驉食之而仙。杜蘅、钩吻，非补益之良也。马得杜蘅而健，羊食钩吻而肥。原蚕、蹢躅，非大毒之尤也。原蚕于马在所禁，蹢躅于羊非所嗜。凡若此者，物宜之相戾也。或质同而性异，察其性可也。或名异而实同，究其实可也。或孕正气，则求其所禀。或托异类，则推其所附。或物化之未渝，于以考其本原。或物宜之相戾，于以避其所忌。因于物而辨其理之自然，因自然而用之适其宜，非烛理之士不能也。夫名者，实之所宾也。名之不正，则实将安辨？循名而考实，则名不可以不正。名正矣，则实可以因名而得。昔人有以蟛蚏为蟹者，几以勤学误生。则于所学，不可以不穷其理。有服老芋为茯神者，几以伪价增疾，则于所卖，不可以不辨其真。此二者不能正其名，故无以得其实，而以误生增疾，名实之不可忽如此。黄帝正名百物，以明民共财，载之祀典者宜矣。

权通意使章第四

[点评] 权通，即权变变通；意使，即以思维为用。权通意使，意即在"名定实辨"的基础上还要懂得权变变通，发挥医者思维的主观能动性。本章一方面以药物法象思想为出发点，进一步举例说明了其对药理药性阐释的指导作用；另一方面也指出，某些药物还有其特殊的药理药效，要懂得权变，实事求是地认知。

物各有性，性各有材，材各有用。圣人穷天地之妙，通万物之理。其于命药，不特察草石之寒温，顺阴阳之常性而已。以谓物之性有尽也，制而用之，将使之无尽。物之用有穷也，变而通之，将使之无穷。夫唯性无尽，用无穷，故施于品剂，以佐佑斯民，其功用亦不一而足也。

温凉寒热，物之性也。可以去邪御疾，性之材也。因其材而施于治疗之际，材之用也。圣人参于天地，以穷其妙；智周万物，以通其理。草石之寒温，不可不察。阴阳之常性，不可不顺。圣人命药，不特察之顺之而已。物各有性而性有尽，制而用之，则有尽者使之无尽。材各有用而用有穷，变而通之，则有穷者使之无穷。交取互用，旁搜熟察，畏恶避忌，激发制摄，不特拘于一物之性味。其性之无尽，其用之无穷，以之施于品剂，以佐佑斯民，其功用所以不一而足也。

于是有因其性而为用者，有因其用而为使者，有因其所胜而为制者，其类不同，然通之皆有权，用之皆有法也。蝉吸风，用以治风。虻饮血，用以治血。鼠善穿，以消腹满。獭善水，以除水胀。乘风莫如鸢，故以止风眩。川泳莫如鱼，故以治水肿。蜂房成于蜂，故以治蜂螫。鼠妇生于湿，故以利水道。所谓因其性而为之用者如此。车能利转，淬辖以通喉①。钥能开达，淬钥以启噤②。弩牙③速产，以机发而不括也。杵糠④下噎，以杵筑而下也。所谓因其用而为之使者如此。萍不沉于水，可以胜酒。独活不摇于风，可以治风。鸬鹚制鱼，

---

① 淬辖以通喉：辖，即车辖，大车轴头上小铁棍。淬，即酒淬。《证类本草·卷四》载，车辖"主喉痹及喉中热塞。烧令赤投酒中，及热饮之"。
② 淬钥以启噤：钥，钥匙，一般以姜、醋淬煮，《本草纲目》引《日华子本草》言，其可治"妇人血噤"。
③ 弩牙：弩机钩弦的部件。
④ 杵糠：即杵头细糠。

以之下鲠。鹰制狐，以之祛魅。所谓因其所胜而为之制者如此。

蝉趋高洁，惟吸风而不食，故治风者用焉。虻有三种，皆噆血于牛马，故治血者用焉。鼠之穴土，善穿者也，以消腹满，盖腹者坤之属故也。獭之捕鱼，善水者也，以除水胀，盖水者肾之病故也。风作而鸢飞焉，故以鸢止风眩，足以胜风，而风不能摧也。川深而鱼归焉，故以鱼治水肿，足以胜水，而水不能溺也。以至蜂房之治蜂螫，鼠妇之利水道，皆因其性而为之用者也。车以辖而运，淬辖以通喉，取其利转也。镳以钥而辟，淬钥以启噤，取其开达也。发而疾者，莫如弩牙，故取以速产。筑而下者，莫如杵糠，故取以下噎，皆因其用而为之使者也。周官以萍氏几酒，禁川游者，则萍可以胜酒者明矣。本草谓独活得风不摇，无风而动摇，疗诸贼风，则独活可以治风者明矣。鸬鹚，鱼所畏也。故取其制鱼，以之下鲠，盖鲠本于鱼也。鹰，狐所畏也。故取其制狐，以之祛魅，盖魅本于狐也，皆因其所胜而为之制者也。因其性而为用，物各有所治也。因其用而为使，物各有所感也。因其所胜而为制，物各有所服也。三者所取不同，其于已疾，则一而已。

且五谷皆养形也，然豆不可多食。五畜皆养精也，然豚无所补。菜有葵，久食则性钝①。果有栗，熟食则气壅。终食②之间，不可不慎，有如此者。麻黄发汗，节不去乃以止汗。陈橘消痰，穰不除乃以致痰。石苇，毛能射肺。椒，闭口者杀人。一物之性，不可不审，有如此者。

五谷地产，皆养形也。然豆多食则令人重，故豆不可多食。五畜天产，皆养精也。然豚水畜，而禀赋未盈，故豚无所补。五菜为充，

---

① 菜有葵，久食则性钝：葵指"蜀葵"。《证类本草》言久食蜀葵能使人神志思维迟钝。
② 终食：终日而食，言常食之物。

而葵则滑养窍，久食则性钝，故久食者非宜也。五果为助，而栗则厚肠胃，熟食则气壅，故熟食者非宜也。凡此终食之间，不可不慎者也。麻黄之性温苦，去其节，所以发表出汗也。存其节，所以调中止汗也。陈橘之性温辛，用其皮所以消痰去涎也。兼其穰，适以生痰腺脾也。石苇止烦下气，毛不去则射肺。椒能开腠通血，口不开则杀人。凡此一物之性，不可不审者也。终食之间，不可不慎，一物之性，不可不审，则食饮和剂，讵可忽诸。

推是以泛观，根茎花实之异性，草石骨肉之异宜，或相资而相养，或相胜而相制，如是而定君臣，如是而分佐使，如是而别奇偶，如是而审铢两，非达于理而明于权，鲜有不伤人之形者。彼胶于世俗，滞于通方，而曰医在是，果知道也耶？

根趋于下，茎达于上，发而为华，结而为实，所谓异性者也。若草之美，石之悍，骨之强，肉之弱，所谓异宜者也。或相资而相养，有若母子之道者焉。或相胜而相治，有若夫妇之义者焉。一君二臣，所谓定君臣也。三佐五使，所谓分佐使也。奇数为分，偶数为卑，所谓别奇偶也。积黍为铢，积铢为两，所谓审铢两也。相资者相得而良，相胜者相激而发。君臣佐使，相待而致用。别奇偶而多寡有节，审铢两而轻重有宜。故非达于理而不蔽，明于权而不执，鲜有不伤人之形者。彼胶于世俗之浅见，滞于通方之曲说，而曰医在是。则读方三年，谓无病可治，及治病三年，乃知无药可用，其于道也，乌足以知之。

卷之十·审剂篇

【点评】审剂，即详究药剂之理。本篇主要论述了方药配伍与使用的问题，包含了气味委和章、表里深明章、致用协宜章三章。各章分别论述了用禀受天地自然和气的谷药气味以补虚泻实；通晓表里异治道理的重要性；如何通过调理气的升降出入以治病疗疾等问题。气味委和章中强调的"司岁备物"理论，是"道地药材"理论之外关于保证药物疗效的重要理论，值得进一步深入研究。明清以降，中医治病无论表里，大多医生均以内服药剂为治，有意无意地忽视了外治法的重要作用，导致了许多疾病疗效的下降。故表里深明章中强调的"表里异治"理论，对当前提高中医临床疗效具有重要意义。

因药以制剂，犹设官焉。因剂以疗疾，犹分职焉。人足以任官，官足以称职，则政治举矣。调药之剂，讵可苟耶。《圣经》于此，所以欲致其审而不忽也。

气味委和章第一

【点评】委和，即自然所赋予的和气。气味委和，即治疗首先是用禀受天地自然和气的谷药气味以补虚泻实。本章认为谷药用以疗疾的基础是其气味，尤其是气，"自有致用之异"，所以要重视"司岁备物"。反之，气味臭恶的鸟畜是不能食用的。

五运六气，天所以命万物。五脏六腑，人所以法天地。屈伸呼吸，皆消息盈虚之数。资物气味，成生载形，析有余以补不足，岂能外天地之至理。物有气臭、有性味，合之则一，离之则异，交取互用，以为虚实补泻之法。

五运相袭，六气分治，万物于此受命焉，此之谓天所以命万物。五脏为里，六腑为表，有阴有阳，即天地之阴阳也，此之谓人所以法天地。屈伸有往来之理，呼吸有敛散之宜，皆天地消息盈虚之数也。资物气味，成生载形者，天产为气，地产为味，食天地之气味，以成其生，以载其形也。析有余以补不足，则以平为期，是乃天地之至理也。物有气臭者，言天产。有性味者，言地产。觉此而冥焉，合之则一。知此而辨焉，离之则异。精食气，而形不足者，温之以气。形食味，而精不足者，补之以味。五味五气，各有所损，各有所益。益之而虚者补，损之而实者泻。此之谓交取互用，以为虚实补泻之法。

故春夏温热，秋冬凉寒，气之常也。法四时之气以为治，则治寒以热，治热以寒，逆之以治其微。寒因热用，热因寒用①，从之以导其甚。上焉以远六气之犯，中焉以察岁运之化，下气②以审南北之宜，合气③之机不可失也。

阳始于春而盛于夏，阴始于秋而盛于冬，故春夏温热，秋冬凉寒，气之常也。气既不同，疾亦随异。斯有法四时之气以为治焉。治

---

① 寒因热用，热因寒用：当作"热因热用，寒因寒用"。
② 下气：陆本《宋徽宗圣济经》作"下焉"，当是。涉下而误。
③ 合气：上中下之气相合。

寒以热，济其寒也。治热以寒，济其热也，此之谓逆之以治其微。方寒之微，而热治之，治之不已，则寒格热而益加，故因热而用寒。方热之微，而寒治之，治之不已，则热格寒而益加，故因寒而用热。此之谓从之以导其甚。《至真要大论》曰：微者逆之，甚者从之。此之谓也。天有六气，阴阳异也。中有岁运，五纪异也。地有南北，方域异也。远其犯，察其运，审其宜，则寒热之治尤不可苟。通天下一气，则天也，运也；地也，无适而非气。气之机日运不已，其不可失者如此。

木酸、火苦、金辛、水咸、土甘，味之成也。合五行之味以为治，则以阴阳未尝偏废。故骨欲收，酸可以养骨；筋欲散，辛可以养筋；脉欲软，咸可以养脉；气欲坚，苦可以养气；肉欲缓，甘可以养肉。察味之宜，不可妄也。

风生木，木生酸。热生火，火生苦。燥生金，金生辛。寒生水，水生咸。湿生土，土生甘。五味之养，缺一不可，此所谓阴阳未尝偏废。生物者气也，成之者味也。以奇生则成而偶，以偶生则成而奇。风之气散，故其味可用以收。燥之气收，故其味可用以散。寒之气坚，故其味可用以软。热之气软，故其味可用以坚。土者，冲气之所生也，冲气则无所不和，故其味可用以缓而已。骨收则强，故酸可以养骨。筋散则不挛，故辛可以养筋。脉软则和，故咸可以养脉。气坚则壮，故苦可以养气。肉缓则不壅，故甘可以养肉。味之所宜者如此，庸可妄乎。

乃若臭生于气，气化为臭。木化而臊，火化而焦，土化而香，金化而腥，水化而腐。其臭恶者，又有不食之戒。如牛夜鸣则庮①，羊

---

① 庮：朽木的臭气。意即牛夜鸣则其肉有朽木的臭气。

冷毛①而毳膻②，犬赤股而躁臊，鸟皫色③而沙鸣郁④，豕盲视而交睫腥，马黑脊而般臂漏⑤。圣人特致其辨焉。

臭生于气，则气者臭之始。气化为臭，则臭者气之终。五行皆气也，故化而为臭。然腥、臊、膻、香，可以供膳羞。自牛之庙至马之漏，则腥臊膻香之不可食者，盖天地阴阳之戾气，锤乎羽毛者也。圣人建内饔之职，所以特致其辨焉。

世之人知药为真，不知谷畜可以为食治。知性味为本，不知气臭自有致用之异。而又寒热温凉，收散缓急，同谓之性。观芳草之气美，石药之气悍。兰草治脾瘅，鲍鱼利肠中，均以气臭专达，岂概以性味论欤？况司岁备物，天地之专精也。苟非司岁，则其精散，质同而异等也。古人原气味之生，必察六气所孕，则措诸治，保力化之用，岂无多少浅深之别哉！烛理之士，又当审此。

五药之可以治疗，人所同知也。然五谷为养，五畜为益，或作阳德，或作阴德，而世之人，莫知其可以为食治焉。五味之可以有节，人所同知也。然化气为臭，则腥臊膻香，不独可食，而亦可以已疾，世之人亦莫之知也。芳草之气美，故能重盛于脾。石药之气悍，故能滋益其热。二者急疾坚刚，非缓心和人不可以服。兰草治脾瘅，其气足以除陈气也。鲍鱼利肠中，其臭足以通瘀血也。凡此皆以气臭专达，而不特用其性味尔。至若专精所钟，六气所产，是皆天地阴阳之和，而非所谓戾气也，可不审耶！

---

① 冷毛：毛长。冷，据《礼记·内则》当作"泠"。
② 毳膻：牲畜的腥臊气。
③ 皫色：毛色暗淡无光泽。
④ 沙鸣郁：沙鸣，鸣叫声音不响亮。郁，音郁，臭也。
⑤ 般臂漏：臂有斑秃而生疮，久而不愈，常出脓水。般，通"斑"。漏，通"瘘"。

表里深明章第二

【点评】表里，即内外。表里深明，即要通晓表里异治的道理。本章认为，病有表里内外之异，治亦有表里内外之别。病在内，宜汤醴丸散丹内服；病在外，宜膏熨蒸浴粉外治。同时还要明白"春宜吐，夏宜汗，秋宜下，冬宜温"的治则与不同病位适宜的服药时间。通晓表里异治的道理，并选择相应的适宜治疗手段，对提高当前中医的疗效确实具有重要意义。

流变在乎病，主治在乎物，制用在乎人，三者并明，则可以语汤醴散剂，疾徐缓急之用。夫岂循常守数，以狗①世俗之耳目哉。古今异习，情有醇薄。容色异见，气有浅深。经络之别，候有表里。腑脏异同，形有内外。荡涤浸渍②，先后之序也。发散收敛，阴阳之辨也。清浊高下，缓急之意也。多寡轻重，久新之证也。要在去邪辅正，以平为期。循名责实，未可以一概论。

失阴阳之和，则病之传也无已。有病矣，必因物而治其病。有物矣，必因人而用其物。三者并明，则人足以用物，物足以治病。推而明之，变而通之，故可以语汤醴散剂，疾徐缓急之用。夫岂循常守数，以徇世俗之耳目也哉。上古之世，汤醴以为备尔，民情之醇也。中古以来，汤醴以为服焉，民情之薄也。此所谓古今异习，情有醇薄。其色见浅者，汤液主治，而疾已之期近。其色见深者，醪醴主治，而疾已之期远。此所谓容色异见，气有浅深。至若候有表里者，

① 狗：同"徇"，顺从。
② 荡涤浸渍：荡涤，即内服汤剂。浸渍，即外浴疗疾。

表为阳，里为阴。形有内外者，内主藏，外主府。汤液之用亦各有宜，荡涤为先，浸渍为后，是谓先后之序。发散为阳，收敛为阴，是谓阴阳之辨。以其治有缓急，故为之清浊高下之节。以其病有久新之证，故为之多寡轻重之权。凡若是者，皆所以去其邪，辅其正，以平为期而已。循名责实，未可以一概论，在夫能适事之宜尔。

故治内者，自内以达外，汤醴丸散丹之类，见于服饮者是也。治外者，由外以通内，膏熨蒸浴粉之类，藉于气达者是也。夫汤液生①治，本乎腠理，凡涤除邪气者，于汤为宜，伤寒之治，多先于用汤者如此。醪醴主治，本乎血脉，凡导引痹郁者，于酒为宜，风痹之治，多专于渍酒者如此。散者取其渐渍而散解，其治在中，久病痼疾，剂多以散者，理如此也。丸者取其收摄，而其治在下，腹中之病及不可散服者，宜用丸也。至于成丹，则火力烹养，有一阳在中之义，金在②之类多取焉。

病之内外，常相应也。治内者必达于外，治外者必通于内，此表里之符也。纳于腑脏之中，所以治内，故有汤醴丸散丹之类，见于服饮者焉。施诸肌肤之间，所以治外，故有膏熨蒸浴粉之类，借于气达者焉。夫汤液烹煎而成，以取其清而不污，其主治则本乎腠理，盖流衍而至于腠理也。醪醴醞以稻米，炊以稻薪，其主治则本乎血脉，盖发散而至于血脉也。故凡涤除邪气者，于汤为宜，伤寒之治，多先于用汤也。导引痹郁者，于酒为宜。风痹之治，多专于渍酒也。散之于汤为稠而浊，故其治在中。丸之于散为会而聚，故其治在下。至于成丹，则火力烹养，热所蕴焉，一阳之所藏也。若此者所谓于服饮者也。

---

① 生：陆本《宋徽宗圣济经》作"主"，当是。形近而误。
② 金在：陆本《宋徽宗圣济经》作"金石"，当是。

膏取其膏润以祛邪毒，凡皮肤蕴蓄之气，膏能消之，又能摩之也。熨资火气以舒寒结，凡筋肉挛急，顽痹不仁，熨能通之也。蒸言其气之熏，以发腠理，烧地为之①，所以启元府②也。浴言其因于汤浴，以泄皮肤，而利肌肉也。粉则粉密其空隙也。

以膏之泽，而其治也浅而缓，故皮肤蕴蓄之气，膏能润之，又能摩之。以熨之热，而其治也深而达，故筋肉挛急，顽痹不仁，熨能通之也。蒸以发之，故腠理元府由是开焉。浴以涤之，故皮肤肌肉由是泄焉。至于粉则有所闭，是谓粉密其空隙。若此者所谓借于气达者也。

夫内外之法固如此，然必先明乎物，然后可以明乎人。明乎人，然后可以明乎天。病在上焦者，先食后药，使气上而不下。病在下焦者，先药后食，使气下而不上。在四肢血脉者，空腹在旦，其气可以旁达。在骨髓者，饱满在夜，其气可以深入，此明乎人者也。春宜吐，夏宜汗，秋宜下，冬宜温剂，此明乎天者也。天人兼明，是谓知道。

上文所言，内外之法也。然物之制用因乎人，人之受命因乎天。故先明乎物，然后可以明乎人。明乎人，然后可以明乎天也。病在上焦者，先食后药，食下而药上，故使气上而不下。病在下焦者，先药后食，食上而药下，故使气下而不上。四肢血脉者，空腹在旦。旦趣乎动，而又空腹，此气之所以旁达。其骨髓者，饱满在夜，夜伏乎静，而又饱满，此气之所以深入。上下动静者人也，故谓之明乎人。春为发陈，故宜吐。夏为蕃秀，故宜汗。秋之宜下，与木皆落也。冬之宜温，惧伤严凝也。春夏秋冬者天也，故谓之明乎天。人则有为，

---

① 烧地为之：蒸法，以薪火燃烧地面，水洒烧地之上，将所需药物在烧地上铺一层，药物上再铺草席让患者平卧，用衣被覆盖，出汗即可。

② 元府：玄府，即汗孔。

天则无为。天人兼明，则无季真接子之蔽，其于道也庶几焉，故曰知道。

致用协宜章第三

【点评】致用协宜，意即选择使用适宜病情的治法。本章进一步强调了"气"是方药治疗的关键，要根据"气"升降出入的异常及有余不足，选择使用适宜病情的治法，如郁者散之，弱者补之，滑者涩之等。同时，还要通过药物适当的配伍以增强疗效，降低毒副作用。

物生之初，气基形立，而后性味出焉。审剂之初，专性味而失气体①之求，是未尽阴阳之道者也。

天以阳降其气，地以阴成其形。物之生，无不囿于形气也。然气基形立，必有温热凉寒之性，咸酸甘苦之味出焉。然则形气者，性味之本。性味者，形气之末。工之审剂，齐其末而不知其本，故专性味而失气体之求，是岂知禀受气形，盖有一阴一阳之道焉。

且苦，火味也。或以燥，或以泄。则燥者为阳，而泄为阴。辛，金味也。或以散，或以润。则散者为阳，而润为阴。徒分金火阴阳，不知一体之中，阴阳兼备，偏而用未免为曲士②之蔽。况人气周流，通于昼夜；膻中臣使，归于权衡。一或升降不平，冲气离隔，必资在物，气体以抑扬损益，则殊质异禀，岂易明邪？

火位丙丁。丙，阳火也。丁，阴火也。味而为苦，得丙丁之气

---

① 气体：本体之气。
② 曲士：乡曲之士，喻孤陋寡闻的人。

焉。故苦之为燥者，应阳火之丙。苦之为泄者，应阴火之丁。金位庚辛，庚，阳金也。辛，阴金也。味而为辛，得庚辛之气焉。故辛之或散者，同阳金之庚。辛之或润者，同阴金之辛。世之人知阴金阳火，立为二物，而不知一体之中，又有阴阳之辨焉。苟泥于阴阳，而不知阳中有阴，阴中有阳，是未免为曲士之蔽也。人之受命赋形，不离阴阳，而二气周流于一身，通乎昼夜之道。膻中者，臣使之官，归于权衡。取其平而不偏，固不待于外物以为治也。奈何一或升降不平，冲气离隔，阴阳之气有戾，可不资在物，有气体者以治之乎。以中和之物，致中和之用，抑过而扬不及，损有余而益不足，则彼殊质异禀，可不明乎？

故郁而不散为壅，必宣剂以散之，如痞满不通之类是也。留而不行为滞，必通剂以行之，如水病痰癖之类是也。不足为弱，必补剂以扶之，如气弱形羸之类是也。有余为闭，必泄剂以逐之，如膜胀脾约①之类是也。实②则气壅，欲其扬也，如汗不发而腠密，邪气散③而中蕴，轻剂所以扬之。怯则气浮，欲其镇也，如神失守而惊悸，气上厥而瘨疾，重剂所以镇之。滑则气脱，欲其收也，如开肠洞泄，便溺遗失④，涩剂所以收之。涩则气著，欲其利也，如乳难⑤内秘，滑剂所以利之。湿气淫胜，肿满脾湿，燥剂所以除之。津耗为枯，五脏痿弱，荣卫涸流，湿剂所以润之。举此成法，变而通之，所以为治病之要也。

病有不同，剂亦随异。以无方之剂，足以应无穷之病者，凡以制

---

① 膜胀脾约：膜胀，腹胀。脾约，大便干结。
② 实：原作"灾"，据文义及注文改。
③ 邪气散：疑作"邪不散"或"气不散"。
④ 遗失：遗尿矢气。
⑤ 乳难：难产。

而用之，各有宜焉。五脏之气，欲通而不闭也，故郁而不散则为壅。壅得宣而发，故必宣剂以散之，如痞满不通之类是也。胃满则肠虚，肠满则胃虚，更满更虚，是为平气。痞满不通，则其气无自而升降矣，宣剂以散之，岂不宜哉。五脏之气，欲运而不止也。故留而不行则为滞，滞得通而达，故必通剂以行之。如水病痰癖之类是也。水生于肾，病流于体。痰因于饮，癖聚于胃。水病痰癖，则其气无自而流转矣，通剂以行之，岂不宜哉！气弱而不胜其食饮，形羸而不见其充盈，若此之类，不足为弱也。必补剂以扶之，则不足者壮矣。支满膈塞，腹为膜胀，浮涩相搏为脾约，若此之类，有余为闭也。必泄剂以逐之，则有余者却矣。实则气壅者，外闭而中满，如汗不发而腠密，八风客于元府也。邪气胜而中蕴，五气伤而淫胜也，若此者轻剂以扬之，则实者泄矣。怯则气浮者，本虚而末盛，如神失守而惊悸，则心不持而恐惧乘之，气上厥而瞋疾，则阳不降而首疾作矣。若此者重剂以镇之，则怯者宁矣。滑则气脱者，内耗而外越，如开肠洞泄，则风伤于肠胃。便溺遗失，则肠虚而不制。若此者涩剂以收之，则滑者止矣。涩则气著者，其气附而不散，如乳难而不下，内秘而不通。若此者滑剂以利之，则涩者决矣。湿生土，土生脾。湿渍于藏，气浮于四肢，腹大而体重，津竭而少气，是为湿气淫胜，肿满脾湿之病。若此者，治以燥剂，所以除其湿也。或从汗出，或从呕吐，或消渴，水道数利。或便难，驶药数下，是为津耗为枯，五脏痿弱，荣卫涸流之病，若此者治以湿剂，所以润其燥也。凡此十者，治病之成法也。举此成法，变而通之，所以为治病之要。以此为要，则推而广之，以致其详，万举万当之道也。

昔人语药，必谓之情①。盖至理所寓，必欲探索。观其任能，有独

---

① 情：即单行、相须、相使、相恶、相畏、相杀、相反，药之七情。

用专达之法。相须相济，有君臣赞助之义。或增或损，又随病机变态之宜。至于畏恶忌避，激发制摄，亦有时而取用者，岂执一而废百哉！

一物具一性，一性具一理。药之为用，苟能穷至理所寓，探其颐，索其隐，然后制而用之，则无施而不宜矣。昔人语药，必谓之情者，以此观其任能，有独用专达之法。古方谓之单行，独用一物，专达一病也。相须则相得而良者也，相济则相得而治者也。若此者，古方谓之相次。为君为臣，为赞为助，相治之道也。或增者益而与之多，或损者减而与之少，皆随病机变态之宜而已。其间有畏恶避忌，宜不可同用。若激发制摄，有时而取用者，岂可执一以废百哉。得圆机之士，始可与语此。

附 录

跋①

《郡斋读书志》曰：《圣济经》十卷，右，徽宗皇帝所制也。政和八年五月十一日，诏颁之天下学校。九月二十四日，大司成李邦彦等言，乃者从侍臣之请，令内外学校课试于《圣济经》出题。臣等窃谓今《内经》《道德经》既已选博士训说，乞更以《圣济经》兼讲。从之。考《直斋书录解题》、明《文渊阁书目》亦俱著录，明时有刊本。近则流传极少。此抄本出江都秦敦夫家。

　　　　咸丰七年岁杜强圉大荒落痾月翁同书识于军中。

又案：《解义》为辟雍学生吴禔所撰。崇宁元年建辟雍，一名外学，以处天下贡士，非太学也。

---

① 跋：原无，据国家图书馆藏清抄本《圣济经解义》补。

刻《圣济经》叙①

　　《圣济经》十卷，宋徽宗御制。其注题曰：辟雍生吴禔注。《经》则《宋史·艺文志》《直斋书录解题》、昭德《郡斋读书志》《文献通考》、明《文渊阁书目》皆著于录，注则惟见于《书录解题》。数百年来，流传绝罕。《四库》未收，阮文达亦未进呈。至常熟张氏《爱日精庐藏书志》始著于录。吴禔仕履无考，据《书录解题》知为福建邵武人，据结衔知为太学生而已。

　　徽宗自矜其书，谓可以跻斯民于仁寿，广黄帝氏之传，于《圣济总录》序亦谆谆言之。盖以此书为经，《总录》为传，其意可见也。政和八年五月十一日颁之天下学官，后允从臣之请，敕内外学校课试命题。九月二十四日又从大司成李邦彦之请，选博士与《内经》《道德经》并讲，赵希弁《读书附志》言之颇详。今观其书，探五行之赜，明六气之化，文浅而意深，言近而旨远，可为读《素问》之阶梯。

　　视南宋以后诸家，偏辞曲说，相去不啻霄壤。惟序称黄帝亲事广成子于法宫，妄信左道谰言，而十篇之中，固皆言之成理，无邪说存乎其间也。昔人谓使陈后、隋炀与文士争衡，亦当不落人后。愚谓徽宗以天下为儿戏，自取败亡。然于岐黄家言，实能深造自得，其敕定之《证类本草》《圣济总录》至今亦奉为圭臬。苟使身为医士，与同时诸人较长挈短，岂在朱肱、许叔微下乎。然后知有斯民之责者，当以进贤退不肖为急务，而非私恩小惠所得与焉。

　　光绪十三年岁在疆梧大渊献，中秋前五日，归安陆心源叙。

---

　　① 刻《圣济经》叙：原无，据陆心源《十万卷楼丛书》本补。